## 実践 子どもの漢方

著 黒木春郎

医療法人社団嗣業の会
外房こどもクリニック 理事長

# 序文

　漢方薬と親しんでから，10年以上経った。特別なことをしているつもりはなく，日々の診療で患者さんの要望に応えようとしていると，次第に漢方薬が身近になってきた。臨床研究や基礎的な研究に関与する機会を頂き，漢方という日本で発展した東アジア伝統医学に魅了された。本書ではそうした成果もご紹介している。

　漢方薬には西洋医学にはない効果がある。例えばウイルス性上気道炎（いわゆる感冒）を根本的に治癒させる薬剤は西洋医学では存在しない。「自然治癒」するから待てという方針となる。はたしてそれが最善の医療だろうか。漢方は長い歴史の中でウイルス性上気道炎にも応えてきた。西洋医学ならば100人の「感冒」患者さんは1つの「感冒」という疾患におさまってしまうが，漢方の見方を取り入れると100人の感冒の患者さんは100通りの感冒である。

　近年になり，これまでの思考のパラダイムシフトないし脱構築が盛んに言われている。哲学や科学を基礎に，私たちの思考に大きな変化が訪れている。ビッグデータやAI，ICT，それらが生物医学に導入されている。数学や工学が生物医学に参入する。そして医学は患者志向と個別医療へと進む。関連領域とのせめぎあいがそれを可能にした。そこで視点を俯瞰させると，東アジア伝統医学はその始まりから全体への視点があり，患者志向であり，個別医療であったことがわかる。現在の先端医学と同じことが含まれている。その大きな流れを本書で展開しようと思う。

小児科の臨床をしていると，児の保護者からいろいろと相談を受ける。そして，急性であろうと慢性であろうと，児とその保護者が同じ疾患に罹患していることがしばしばある。また，児と保護者の体質も似ていることに気が付く。それはアレルギー体質であったり，神経発達症に関連することであったりする。これを漢方の視点からみると「証」である。あるいは治療への反応性といってもよい。その観点から，保護者にも役に立てるような方法を，漢方を通じて学ぶことができた。そうした点も本書で触れている。

　本書により読者の皆様が漢方の世界の魅力に触れ，また本書が日々の臨床のお役に立つことを願います。

　　2018年　盛夏　　　　　　　　　　　　　　　　　　　黒木春郎

# 本書をお読み頂く上での注意点

- 本書で使用している漢方薬方剤の名称，たとえば「麻黄湯」は，正確には「(製薬企業名) 医薬用麻黄湯エキス製剤」と記載されるべきである (単に「麻黄湯」だけだと4種類の生薬の混合物を指す)。また，製薬企業により方剤の生薬配合比，効能効果は少しずつ異なる。しかし，それをすべて網羅すると，いたずらに煩雑になるため，本書では読者の利便性を考え，下記のようにした。
    - 本書では，たとえば「麻黄湯」と記した場合，それはエキス製剤を指す。
    - 医療用漢方については製薬企業による配合生薬の相違，効能効果の相違は臨床上では大きな差はないと考え，その違いには言及していない。

- 各事例は，プライバシーに配慮し，典型的症状に再構築してある。

# 目次

| 序章 | こんなとき漢方 | 1 |

| 総論 | 1 | 漢方薬とシステムバイオロジー | 4 |
| | 2 | マイクロバイオームと漢方 | 12 |
| | 3 | 漢方とエビデンス<br>──RCTから個別医療へ | 21 |
| | 4 | 麻黄湯のインフルエンザへの作用機序<br>──システムバイオロジーの視点から | 31 |

| 各論 | 1 | 麻黄剤 | 麻黄湯 | 47 |
| | | | 葛根湯 | 60 |
| | | | その他の麻黄剤 | 65 |
| | 2 | 柴胡剤 | 柴胡桂枝湯 | 71 |
| | | | 小柴胡湯・小柴胡湯加桔梗石膏 | 78 |
| | | | 柴胡加竜骨牡蛎湯,<br>桂枝加竜骨牡蛎湯 | 82 |

| | | | |
|---|---|---|---|
| 3 | 水毒 | 五苓散 | 87 |
| 4 | 建中湯類 | 小建中湯 | 100 |
| | | 大建中湯,<br>調胃承気湯,<br>大黄甘草湯 | 109 |
| | | 黄耆建中湯 | 116 |
| | | 白虎加人参湯 | 124 |
| 5 | 精神症状へ | 抑肝散加陳皮半夏・抑肝散 | 127 |
| | | 甘麦大棗湯 | 132 |
| 6 | 補剤 | 補中益気湯,<br>十全大補湯 | 141 |
| | | 六君子湯 | 149 |
| 7 | 頑固な鼻閉,<br>難治性副鼻腔炎 | 排膿散及湯 | 153 |
| | | 荊芥連翹湯 | 155 |
| 8 | 子どもの<br>母親への漢方 | 当帰芍薬散,<br>加味逍遥散,<br>桂枝茯苓丸 | 156 |
| | 索引 | | 164 |

## コラム

| | |
|---|---|
| ぶるっと来たとき，麻黄湯 | 3 |
| 天人合一 | 13 |
| 米国ガイドライン至上主義の問題点 | 22 |
| EBM概論からEBM至上主義の弊害まで | 23 |
| 初めての場所を地図なしでも歩ける人 | 25 |
| 漢方薬と副反応 | 29 |
| 漢方薬は食前投与が必要か | 30 |
| long tail分布とは | 34 |
| 発熱と免疫 | 50 |
| 嚥下協調障害 | 55 |
| RSウイルス細気管支炎と麻黄湯 | 58 |
| 麻黄湯の処方推移からみるインフルエンザ治療における漢方薬の認知 | 59 |
| 虚証の見分け方 | 70 |
| 救急外来に五苓散を | 91 |
| アクアポリンについて | 95 |
| 漢方の投与方法 | 96 |
| 漢方を飲みやすくするには？ | 98 |
| 漢方薬は本当に飲みにくいのか | 99 |
| 西洋医学では「存在しない」体調不良 | 107 |
| 冷水浴の効用 | 117 |
| 重度心身障害児（者）への医療と漢方薬 | 131 |
| 甘麦大棗湯と多幸感 | 139 |
| 羽毛腹 | 140 |
| 「冷え」の医療化 | 144 |
| 冬には漢方入浴剤 | 148 |
| 小児科プライマリケアで母親を見ること | 154 |
| 松田邦夫先生の著書から | 161 |
| 漢方薬と保険診療，漢方製薬企業 | 162 |

# こんなとき漢方

　私たちの日常生活でも，ちょっとした体や精神の不調はよくある。薬を使うほどではない，医者に行くほどではないものである。そして多くの場合は自然に復調する。しかし，時には不調が長引くこともある。医師に相談しても「異常はない」とされる。子どもが発熱する。元気はよい。「風邪ですね」と医師は言う。では治療はというと，「熱さましと抗ヒスタミン薬」が処方される。あるいは自然治癒を待つように諭される。自然治癒を待つことは正しい。では，自然治癒とは何であろうか。

　ウイルス性上気道炎，要するに「感冒」に際して，通常の上気道炎をきたすウイルスに対する抗微生物薬は存在しない。西洋医学では「感冒」治療は対症療法である。教科書では「感冒」に有効な薬剤は解熱剤と記載してある。しかし，抗ヒスタミン薬は鼻汁を抑えるかもしれないが，ウイルス感染を制御するわけではない。

　米国では「感冒」は医者にかかる病気ではないとして，診療所を受診した感冒の患者さんは帰される。それはそれで正しいのだろうが，その結果，かつて多くの患者さんはdrug storeに走り，市販薬を購入した。それは鮮烈な原色の液体であった。その市販薬に様々な薬物が含まれ，重篤な副反応が累積していたことは記憶に新しい。そして米国では市販薬に厳しい規制がかかった。感冒治療で

医者にかかっていながら，市販薬に走らざるをえず，重篤な副反応をきたしてしまった．何かがおかしい．

　一方，漢方薬は感冒に有効である．証を間違えなければよい．小児はたいてい実証であり麻黄剤（☞**47頁〜**）を使える．やや線が細い寒がりの成人は虚として柴胡剤（☞**71頁〜**）を使用する．高齢者は麻黄附子細辛湯（☞**69頁**）である．

　麻黄湯はウイルス感染に対する免疫能を賦活化させる．私たちはウイルス性上気道炎の治癒時期に若干体が熱くなる．そして発熱・発汗して治る．それが自然治癒過程である．麻黄剤はその過程を促進させる．その根拠は**総論4**（☞**31頁**）および麻黄湯（☞**47頁**）に記載した．

　急性胃腸炎の際の嘔吐・嘔気に対して，西洋薬ではドンペリドン（ナウゼリン®）が処方されることが多い．しかし，筆者は臨床でこれが効いたという実感を持ったことはない．稀だが面倒な副反応もきたしうる．一方，五苓散（☞**87頁**）は有効である．自分で使用してみるとわかる．

　インフルエンザでの倦怠感，筋肉痛に対しても，漢方薬が有効である．ノイラミニダーゼ阻害薬に麻黄湯を併用すると著効する．

　また，「疲労」に対して，西洋医学で単なる疲労に有効な薬剤は存在しない．そもそも病態として把握されにくい．漢方は伝統的に疲労に対応してきた．小建中湯（☞**100頁**），補中益気湯（☞**141頁**）などを試してみるとよいだろう．

　「冷え」も漢方独特の概念である．日常生活では通常に使用される語彙である．つまり，多くの人は冷えを知っている．西洋医学にはその概念がない．漢方では冷え対策はいくつかある．十全大補

湯（☞**141頁**）は代表的である．仕事が多忙を極め心労が重なると，ふと悲哀感に襲われる．脳細胞が疲弊している．そのような場合は甘麦大棗湯（☞**132頁**）がよい．昼食後眠くなるときも甘麦大棗湯は著効する．

「便秘」に対しても対応できる漢方薬は数多くそろっている．

このように，コモンディジーズの中には漢方薬の適応が多い．私たちの日常生活に密接に関連する．

漢方薬は西洋薬で対応できないとき，効果が十分でないとき，また，西洋医学でその概念がない病態に対して有効である．

さらに先端のomics dataとそれに基づくシステムバイオロジーは漢方との親和性が高い．現在言われる個別医療を，漢方は千数百年間実践し，知見を蓄積してきた．日常診療から現代の生物医学の最先端まで，漢方はつながっている．本書でその一端をご紹介する．読者の皆様を歴史と未来に広がる漢方の世界へ案内できれば幸いである．

## コラム　ぶるっと来たとき，麻黄湯

知人の外科医が，インフルエンザ治療に漢方薬が使用されることに興味を持っていた．彼が麻黄湯を自分で使用する機会を得た．発熱時に何度か試す機会があったようである．彼が言うには，高熱になってから内服してもそれほど効き目はない，ぶるっと来た時に内服すると汗が出て解熱する，とのことである．「ぶるっと来た時」とは発熱の初期であり，おそらくその時点で麻黄湯は免疫賦活化を促進させるのだろう．自分に漢方薬を試してみると反応がよくわかる．

# 漢方薬とシステムバイオロジー

## 1 システムバイオロジー概論 —— 興隆の背景[1]

　生命現象，あるいは疾患の病態を理解するために，従来は様々な要因のうちある1つの要素にまで精製して，その要素の働きを解析する方法がとられてきた。これを「要素還元主義（reductionism）」と言う。

　しかしながら，1つひとつの要素の作用を詳細に解析しても，生命現象全体・疾患の病態を理解できるわけではなく，その一部を解明できるにすぎない。たとえば，ある代謝経路，遺伝子ネットワークを解析するのに，個々の酵素や転写因子の徹底的な解明だけでは不十分であることが指摘されてきた。生体は予想できない反応を見せることが多くある。

　ここに，電気回路図を想定してみる。電気回路に入力があり，その結果として何らかの出力がある。回路には抵抗器，コンデンサーなど個々の要素がある。それらの要素の特性は既知である。しかし，入力からの結果としての出力を解析するのに，回路内の個々の要素を探求することでは，十分ではない。個々の要素の接続方法を解析して，回路全体の作用を見る必要がある。これは工学系の発想であり，この発想を生物医学に導入したものがシステムバイオロ

ジーと言える。システムバイオロジーとは，システム工学の考え方や解析手法を生物学に導入し，生命現象をシステムとして理解する学問分野である。

　先の例示を続けると，システムはしばしば複雑系ないし非線形である。そのシステムとしての応答は個々の要素の総和ではなく，全体としての応答であり，そう理解しなければならない。そのために，多数の情報とその変動を数式として表す方法が発展している。

　システムバイオロジー興隆の背景には，2つの要因がある。1つは，近年になり膨大な生体情報が収集可能となったことである。「omics」と言われる，ゲノミクス，エピゲノミクス，プロテオミクス，マイクロバイオミクス，メタゲノミクス，メタボロミクス，エクスポソミクスなどの情報である。同時にそれらに対する生体の多様な反応も収集可能である。もう1つは，こうした巨大なデータを解析する数学的方法とコンピュータの発展である。これらが現在のシステムバイオロジーの基盤である。現代生物学にシステム工学の原理をあてはめる舞台は整った[1]。

## 2　システムバイオロジーは生命現象をどう見るか

　詳しくは文献1を参考にして頂きたいが，大枠としては以下の太字で示されるものがシステムバイオロジーで登場する概念である。具体例を示せればよいのだが，多岐にわたるのでここでは省略する。後述4の「一般的な解説書」を参照されたい。

　システムバイオロジーでは，生体を**複雑系システム**（complex system）としてとらえる。複雑系システムは単純系の総和ではない。また，複雑系は非線形数学で表すことが可能である。このネットワークの各**node**のつながりは**scale free network**である。こ

れはhubが存在し，べき乗分布を示す．このことは生体における自己相似性（フラクタル※性）を反映している（一般的なネットワークは，random networkであり，poisson分布ないし指数分布をする．図1）．

このscale free networkがさらに重なり，modular scale-free topologyを形成する．これにより生体は冗長性（redundancy）を獲得し，その結果生存に優位となっている．このシステムは外部からの刺激・外部環境の変化－摂動（perturbation）に対して，堅牢（robustness）である．また，環境変化に対して緩慢（sloppy）であ

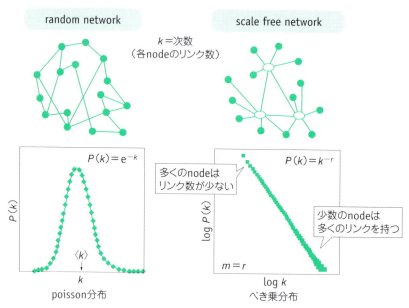

**図1 ネットワークの例とその分布**
random networkは左上のように図示され，nodeのリンク数（$k$）の分布はPoisson分布として左下のように表される．一方，scale free networkは右上のように図示され，nodeのリンク数（$k$）はべき法則に従って右下のように分布する．多くのリンクを有する密結合node（hub）は◯の楕円で示されている．

（文献1より引用）

る．さらに予期せぬ変化に創発特性（emergent property）をもって対応できる．

別の視点でシステムバイオロジーを直感的に表現すると，生命体は「ひとつのオーケストラ」に喩えられる．デニス・ノーブル氏の著作（後述4，10頁）では，生命体は遺伝子ですべてが決定されるものではなく，蛋白質のスープとして見るものでもないとしている．個々の要素がそれぞれの役割を持ち，音楽を創造する．美しい比喩である．また，彼は仮想心臓を紹介している．心筋・心臓の血管・刺激伝達系のデータを集積し，コンピュータ上でシミュレーションして，コンピュータの中に心臓を動かすことができるというものである．この技術の様々な臨床応用が期待される．

---

※：ブノワ・マンデルブロ（1924-2010）が1975年に提唱した幾何学の概念である．図形の全体と部分が自己相似になっていることを言う．例えば，リアス式海岸，葉の葉脈，天体の分布，地震の発生頻度，人体なら腸管壁などである．ブノワ・マンデルブロは，ワルシャワ生まれのユダヤ人で，幼少期からその天才が知られ，激動と放浪の生涯を貫いた[2]．

## 3 システムバイオロジーは臨床医学に何をもたらすか

### (1) 疾患概念のパラダイムシフト

システムバイオロジーの分野のひとつにシステム病理生物学がある．これは，従来の要素還元的方法では，発症以前の疾患の同定と病態を明確に定義することが困難であることから提案された分野である．

現在の疾患分類を改めて眺めると，19世紀以来の病理学的解析，肉眼解剖，臨床症状に依存していることがわかる．たとえば，「喘

息」の診断は「呼気性喘鳴の反復」である。そして，ロイコトリエン受容体拮抗薬（leukotriene receptor antagonist：LTRA）が著効する例もあればそうでない例もある。また，聴診所見で高調性ラ音が主体の例もあれば，湿性咳嗽と膿性鼻汁を反復し，低調性ラ音が主体の例もある。それぞれで治療方針も多少異なる。また，DSMの操作的診断基準により「注意欠如・多動症」と診断できる例があると，中枢神経刺激系の薬剤が著効する場合もあり，そうでない場合もある。これらは，臨床医療に従事する者からすれば，それぞれの疾患の多様性を表す現象として当然と受け止められるが，生命医学領域の研究者からは奇妙な印象を持たれる。同じ「喘息」という病名で，なぜ治療への反応が異なるのか，それならば，「喘息」あるいは「注意欠如・多動症」と呼ばずに，「LTRA反応性疾患」「MPH（methylphenidate：注意欠如・多動症の薬）反応性疾患」と呼称すればよいではないか，と。しかし，実際の臨床ではその病態に一致した診断をつけることができない。そこに，現在の臨床医学の限界がある。この限界を突破する流れが，近年の個別医療・精密医療につながる。

　一方，漢方薬はその方剤が有効である疾患を，その方剤の「証」としている。麻黄湯が有効であるのは，その症例が「麻黄湯の証」だからである。この漢方の論理は現在のシステム病理生物学と相似している。

　現在の疾患分類の限界として，以下が挙げられている[1]。
① 症状発現前の疾患を定義しにくい
② 症状が明らかな疾患に主眼を置いている
③ 進行期に出現する共通症状の原因を区別できない
④ 病態に対して増え続ける，分子的・遺伝的要因を既存の疾患分類に十分に取り込めない

このような背景に基づいたシステム病理生物学からの疾患分類の概念では，「疾患の遺伝的要因－環境要因－中間表現型(病態)－表現型(症状)」とつながる．それぞれの要因の連関が直感的に理解しやすい．ここで，疾患の定義が改定される．疾患とは，「器官システムの傾向を反映して，障害に対しある特定の中間表現型が現れたもの」となる．

　システムバイオロジーの方法により多くの疾患の病態の解析が蓄積されている．血液・免疫・内分泌・代謝疾患など多岐にわたる業績が集積されている．その一部を示す(**表1**)[1]．従来の疾患分類・疾患概念のパラダイムシフトが起こりうる．今後システムバイオロジーが疾患分類の新たな方法となるであろう[1]．

**表1**　疾患へのシステムバイオロジーの応用例

| 疾患名 | 解析結果 | 文献 |
| --- | --- | --- |
| 遺伝性運動失調症 | 運動失調症の原因とされる多くの蛋白が，神経変性をもたらす共通の物質と相互作用を持つ | 文献3 |
| 糖尿病 | 代謝産物－蛋白ネットワーク解析により，前糖尿病状態に特異的な3つの代謝産物の異常が，4つの酵素を通して2型糖尿病の7つの遺伝子と関連していることが判明 | 文献4 |
| Epstein-Barrウイルス感染 | ウイルスのプロテオーム解析により，宿主のインタラクトームとの関連を解明 | 文献5 |
| 肺高血圧症 | ネットワーク解析によって，マイクロRNA21がrhoキナーゼ経路を抑制する働きがあることが判明 | 文献6 |

(文献1より引用)

### (2) 創薬

　システムバイオロジーは創薬分野への応用が期待される．既に，研究の蓄積は進んでいる．創薬に際しては，ある標的を定めて，そこへ作用する物質を探す・合成することが主流である．しかし，その方法では本来の標的(on-target)とは異なる標的(off-target)に作用してしまうことがありうる．これを，off-target effect(オ

フターゲット効果）と呼ぶ．多くは，副反応として現れる．

　それを予測するため，開発薬物に関連する既知の膨大な情報をスーパーコンピュータ上に入力し，候補となる様々な化合物（多くは蛋白質）の化学式などの情報を入力し，薬剤候補物質との結合，その強さ，また安全性，さらに効果を予想することができる．これにより，創薬開発の時間は大幅に短縮され，予期せぬ副反応の出現も最小限に抑えられる．この過程はすべてコンピュータ上で行われ，*in silico* simulation と呼ばれる．*in silico* とはコンピュータの CPU がシリコンでできていることに由来する造語であり，「コンピュータ上で」を意味している．従来の *in vivo*，*in vitro* に加えて，*in silico* が創薬の主流になりつつあり，薬剤開発初期の段階では動物実験は不要になりつつある．

## 4 システムバイオロジーの一般的な解説書

● デニス・ノーブル：生命の音楽―ゲノムを超えて システムズバイオロジーへの招待．倉智嘉久，訳．新曜社．2009．
原著：Denis Noble：The Music of Life：Biology beyond the Genome．OUP Oxford．2006．

　遺伝子決定主義でもなく，生命を蛋白質のスープとして見るのでもなく，ひとつのオーケストラに喩える比喩が随所にちりばめられ，その基底には哲学と音楽，特に東洋古典哲学への深い造詣がある．

　デニス・ノーブル氏は現在オックスフォード大学名誉教授，心筋電気生理学の権威．なお，訳本は原著よりも美しい装丁である．倉智嘉久氏（大阪大学医学部教授）の流麗な文章と深い内容には啓発される．

　デニス・ノーブル氏の最新作は，Denis Noble：Dance to the

Tune of Life : Biological Relativity. Cambridge University Press. 2017.

● 近藤 滋, 他：現代生物科学入門8 システムバイオロジー. 浅島 誠, 他編. 岩波書店. 2010.

現在の生物学, システムバイオロジーの趨勢を知るのによい.

● 文献

1) Loscalzo J：健康および疾患におけるシステム生物学. ハリソン内科学. 第5版. メディカルサイエンスインターナショナル, 2015, 87e.
2) B・マンデルブロ：フラクタル幾何学（上）（下）. 広中平祐, 監訳, 筑摩書房, 2011.
3) Lim J, et al：A protein-protein interaction network for human inherited ataxias and disorders of Purkinje cell degeneration. Cell. 2006；125(4)：801-14.
4) Wang-Sattler R, et al：Novel biomarkers for pre-diabetes identified by metabolomics. Mol Syst Biol. 2012；8：615.
5) Gulbahce N, et al：Viral perturbations of host networks reflect disease etiology. PLoS One. 2012；8(6)：e1002531.
6) Parikh VN, et al：MicroRNA-21 integrates pathogenic signaling to control pulmonary hypertension：results of a network bioinformatics approach. Circulation. 2012；125(12)：1520-32.

総論

# 2 マイクロバイオームと漢方

## 1 マイクロバイオーム概要

　牛は草しか食べていないが，大きな体をしている。なぜだろうか。人によって，地域や文化によって食事は異なる。食べるものが異なってもだいたい同じように成長する。一方，よく食べても太らない人もいるし，その逆もありうる。低カロリーの精進料理でも人は動ける。何年間か餌を食べていない生物の例も報告されている。こうした相違も腸内マイクロバイオームの働きによって説明可能である。

　バイオーム（生物群系）とは，陸上の植生の類似性から導き出された概念である[1]。「生態学的に類似した生物が類似した適応をして生息している特定の物理的環境」と定義される。たとえば「熱帯雨林」「温帯湿原」「ツンドラ」「硬葉樹灌木帯」など（図1），気温と降水量で陸上の植生が規定される。この生態群は地球上すべてに適応される。先の例は陸上バイオームであり，水生環境には種々の水生バイオームがある。また，バイオームは地球上の生物圏のみならず，動物群落，個体群，さらに個体の生体内に適応できる。こうした生態系の概念をエコシステム（1935年，英国の生態学者アーサー・タンズリーにより初めて提唱された）という。

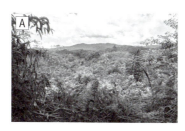
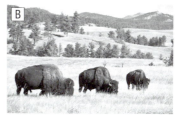
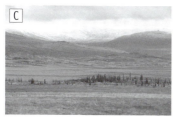

**図1** 種々のバイオーム（生物群系）の一例
A. 熱帯雨林（ボルネオ），高温多雨
B. 温帯草原（サウスダコタ），高温少雨
C. ツンドラ（アラスカ），低温少雨

　地球上における生態系は，ヒト個体のそれと相似していることがわかる。さらには，地球の公転，自転，気象変化など地球上で起こることと人体内部の現象も，同じ閉鎖系内部での現象として相似している。ここで「天人合一」という言葉を思い出す。それは，気象医学とも通じる。

　腸内細菌も含めたヒトと共生する細菌叢をヒトマイクロバイオーム（以下，マイクロバイオーム）という。このマイクロバイオームは

### コラム　天人合一

　筆者の臨床研究での盟友，木元博史氏は千葉大学医学部免疫学教室の出身である。内科臨床医となってから秋葉哲生先生のもと漢方の臨床と研究に集中して取り組んだ。最近になり，彼は「人体とは閉鎖系でありその中で様々な反応が起こっている。これは地球上での様々な事象―気象と相似している」と考えた。そして彼は気象の研究を開始した。結果，ついに難関である気象予報士の試験にも合格した。天人合一を思わせるエピソードである。

様々な生理活性，内分泌，免疫，神経機能を有する。いわば後天的に獲得されたひとつの臓器といってよい（ただし，ヒトマイクロバイオームは生後3年くらいで確立すると言われ，生理的役割を持つことから，先天的か後天的かの区別は明瞭なものでないと言える）。

　ヒトの腸内環境は多様性を有する。我々は規則的に食事をしているが，小腸は絶食と摂食のうちにその形態・機能を変化させる。小腸の形態・機能は血中成分ではなく，腸管管腔内環境に依存する[2]。また，肥満に対して行われる胃と小腸のバイパス手術は，肥満よりも2型糖尿病に効果がある。さらに，IVH（中心静脈栄養）で絶食にしたときの腸内環境，また動物における絶食状態（ニシキヘビ，冬眠動物など）での小腸内環境も研究されている。腸内環境は多様であり，その多様性に腸内マイクロバイオームが大きく関与している。

## 2 マイクロバイオームと臨床

　ヒトの大腸は地球上で最も構成個体密度が大きい生態系である。私たちの体で生息する細菌数は，私たちの体を構成する細胞数をはるかに上回る（この意味で，ヒトは真核生物，原核生物，古細菌からなる「超生命体」である[3]といえる）。その概略を示す（**図2**）[4]。マイクロバイオームにはすべての生物種ドメインが関与する。その解析には，メタゲノム，メタボローム，ノトバイオートといった方法が動員される。また，医学，微生物学，分子生物学，数学，栄養学などの領域横断的作業が要請される。

　2015年，米国でPMI（precision medicine initiative）が発表された。個別医療・精密医療の推進を目的として，血液上の種々のバイオマーカー，ゲノムが研究されている。その中にマイクロバイオームも含まれている（**図3**）[5]。

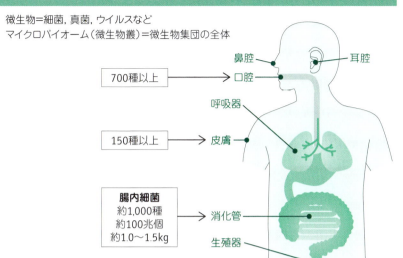

**図2 ヒトマイクロバイオーム概要**

マイクロバイオーム（微生物叢）とは，地球上の様々な場所（動植物，土壌，海洋中，大気中，生活空間など）に存在する，膨大な種類・量の微生物（細菌，真菌，ウイルスなど）の集団を指す。ヒトにおいては，全身の上皮（口耳鼻腔，呼吸器，消化管，皮膚，生殖器など）に微生物叢が存在している。例えば，ヒト腸内細菌は，約1,000種類，約100兆個（ヒト細胞は37.2兆個），約1.0〜1.5kg，約50万遺伝子（ヒト遺伝子は2万個）と言われ，栄養補給〔エネルギー（酪酸など），ビタミン〕，免疫系や代謝系の調節など，体内で様々な役割を担い，共生関係にあることが次々と示唆されている。

（文献4より引用改変）

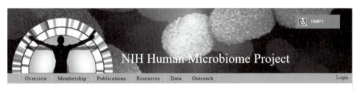

**図3 NIH HUMAN MICROBIOME PROJECT**　　　（文献5より転載）

メタボノミクスという概念が提唱されている[6]。これは代謝反応の網羅的解析を示す。マイクロバイオームは複合微生物群集という超有機体である。従来個々の微生物，その代謝活性を解析するには分子精製・単離培養を前提とした。しかし，こうした微生物間，微生物－ヒトの相互作用，その共生関係を解析するには，従来の方法を前提としない研究アプローチが必要とされる。その考え方は**総論1**（☞**4頁**）で述べたシステムバイオロジーと近い。また，ここでも，漢方—システムバイオロジー—マイクロバイオームの親和性が理解される。

マイクロバイオームは最近になり急速に研究が進んでいる。臨床医として疾患の理解の上で，またさらには人体のあり方をより深く理解する上で，もはや欠かせない領域である。培養非依存的方法により難培養性細菌の検出が可能になったこと（後述），およびそこで得られる大量のデータ解析が可能になったこと［メタゲノミクス（metagenomics）］により，こうした研究は急速に進んでいる。

細菌のribosomeに存在する16S rRNAは種特異的に保存されている。この16S rRNAの解析により，難培養性細菌の検出が可能となった。その技術は最近，廉価に供給可能となり，急速に普及している。

微生物の99％は難培養性である。特に臨床上，我々は培養可能な微生物の情報から思考も診療も組み立ててきた。しかし近年，培養不可能な微生物の役割が急速に解明されてきている。

マイクロバイオームはヒトの成長に伴って変化し，その役割も変遷する。生理的機能として，内分泌・代謝，免疫・アレルギー，精神・神経へ関与し，種々の疾患とも関連する。

腸内マイクロバイオームの生理的役割は，内分泌・代謝機能として身長を規定するとか，また1型糖尿病の近年の増加と低年

齢化への関連も指摘されている。感染・免疫機能との関連では，*C. difficile* 反復感染[※1]，炎症性腸疾患[※2]との関与が研究され，臨床応用もなされている。腸管上皮細胞と腸内細菌の相互作用による免疫の制御が解明されてきた。また，神経疾患として，神経発達症との関与は最近になり報告が多い。腸管上皮細胞がセロトニンの7割を産生することを考えると説得力がある。また，腸と脳の相関はセリエストレス学説の機序を現在医学で解明しているようである[7]。

　抗菌薬投与がヒトマイクロバイオームの変化をきたすことが指摘されている。この変化が生体にどのような影響を及ぼすか未知の部分もあるが，抗菌薬投与が生体に影響を及ぼす範囲は従来考えられていたものより，はるかに大きいものである。抗菌薬治療に際しては，その投与が耐性菌獲得に関与するという議論以上に，生体全体への影響を考えるべきであろう。

　さらに，家畜への低用量抗菌薬投与は環境への抗菌薬曝露，家畜中のマイクロバイオームの変化という点から危惧すべき事態である。家畜の成長促進のために，低用量の抗菌薬投与が有効であることは畜産の領域で常識であった。これは抗菌活性よりも家畜のマイクロバイオームの変化を促すことと関連があるとされる。現在，欧米では家畜への抗菌薬投与は厳しい制限がなされているが，日本ではほぼ放置されている。

---

※1：腸内細菌の移植，すなわち便移植が治療として行われている。（腸内マイクロバイオームと便マイクロバイオームとは厳密には同等ではない）
※2：ネルソン小児科学の第20版からマイクロバイオームの項目が登場した[8]。

## 3 マイクロバイオームと漢方

詳しくは**総論4**(☞**31頁**)で後述するが，麻黄湯投与後の血中濃度を見たとき，構成生薬の甘草に含まれるglycyrrhizinは糖が腸内細菌により代謝されてglycyrrhetinic acidとして血漿中で検出され，代謝後は緩やかに吸収されて血液中に現れる。また，杏仁中のamygdalinは体内で腸内細菌などにより代謝されてprunasinに変換される。血中でprunasinの濃度が徐々に上がっていることがわかる。

ある薬剤を内服して，このように吸収の度合いが異なること，そしてそれは腸内細菌叢の関与によることは近年明らかにされてきた。大建中湯(☞**109頁**)はその薬物動態がよく研究されている。特に，構成生薬である人参の主要成分であるジンセノサイドは配糖体のまま大腸まで運ばれ，腸内マイクロバイオームにより分解されコンパウンドKとなる。このコンパウンドKが抗炎症作用，抗腫瘍作用を有することが知られている[9]。

甘麦大棗湯(☞**132頁**)の構成生薬は，小麦20.0g，大棗6.0g，甘草5.0gである。きわめて単純な組成である。しかも小麦の含有が圧倒的に多く，まるで食物のように思える構成である。これが上薬と言われるゆえんであろう。しかし，甘麦大棗湯摂取と単純に小麦のみを摂取するのとは，効果は異なる。この生薬配合に何かの意味がある。また，小麦蛋白にはトリプトファンが多く含まれる。トリプトファンは必須アミノ酸であり，セロトニンやメラトニンの合成に必要とされる。このことも，先に述べたような神経発達症への効果と関連するだろう。この配合の妙と腸内マイクロバイオームの関連は興味深いところである。

マイクロバイオームに際して，プロバイオティクス(probiotics)

とプレバイオティクス(prebiotics)を考える。プロバイオティクスとは生きた細菌そのものである。すなわち，ヒトに有益な影響を与える生きた微生物，またはそれを含む食品である。プレバイオティクスとはその細菌のいわば餌になるものである。すなわち，ヒトに有益な細菌の増殖・代謝活動を促進する食物成分と言える。これにはオリゴサッカロイドなどが知られている。漢方薬はこのプレバイオティクスに相当するのではないか。今後の研究成果が待たれる。

● 文献

1) D.サダヴァ．他：カラー図解 アメリカ版 大学生物学の教科書 第5巻 生態学．講談社, 2014, p34.
2) 土肥多恵子：絶食―再摂食サイクルと腸内細菌叢．ヒトマイクロバイオーム研究最前線．服部正平，監修．エヌ・ティー・エス, 2016, p169.
3) Lederberg J：Infectious history. Science. 2000；288(5464)：287-93.
4) 国立研究開発法人科学技術振興機構研究開発戦略センター ライフサイエンス・臨床医学ユニット：戦略プロポーザル 微生物叢（マイクロバイオーム）研究の統合的推進～生命，健康・医療の新展開～. 2015. pi.
5) Institute for Genome Sciences, University of Maryland School of Medicine：NIH Human Microbiome Project. [https://hmpdacc.org/hmp/]
6) 菊池　淳：微生物群集およびヒト超有機体のメタボノミクス．ヒトマイクロバイオーム研究最前線．服部正平，監修．エヌ・ティー・エス, 2016, p69.
7) 須藤信行：腸内細菌と脳機能．ヒトマイクロバイオーム研究最前線．服部正平，監修．エヌ・ティー・エス, 2016, p181.
8) Patrick CS：chapter 171 The Microbiome and Pediatric Health. Nelson Textbook of Pediatrics. 20th ed. Kleifman RM, et al, ed. Elsevier, 2016, p1237-42.
9) 花崎和弘：漢方薬の体内動態．Kampo Science Visual Review 漢方の科学化．北島政樹，監修．ライフ・サイエンス, 2017, p154.

● マイクロバイオーム関連参考文献 ● ● ● ● ● ● ● ● ● ● ● ● ● ● ● ● ● ● ● ●

〈一般書として〉
- ▶ マーティン・J・ブレイザー：失われてゆく，我々の内なる細菌．みすず書房，2015．
- ▶ ロブ・デサール，他：マイクロバイオームの世界―あなたの中と表面と周りにいる何兆もの微生物たち．紀伊國屋書店，2016．
- ▶ アランナ・コリン：あなたの体は9割が細菌．河出書房新社，2016．
- ▶ デイビッド・モントゴメリー，他：土と内臓．築地書館，2016．

〈学術書，現状の整理として〉
- ▶ ヒトマイクロバイオーム研究最前線．服部正平，監修．エヌ・ティー・エス，2016．

# 3 漢方とエビデンス
― RCTから個別医療へ

## 1 漢方薬にはエビデンスがないのか

よく聞かれるのが，「漢方薬にはエビデンスがない」「だから，信頼して使えない」という発言だ。そのときの「エビデンス」とは何であろうか。多くの医師はエビデンスというとRCT (randomized control trial) をほぼ無意識のうちに想定している。

では，RCTのみがエビデンスであろうか。それは誤りである。EBMで規定されているエビデンスには段階がある。その最上位がsystematic reviewである。またRCTないしsystematic reviewが万能なのだろうか。

ここで2つの問題提起ができる。1つは東アジア伝統医学のように西洋医学とは異なる体系を持つ医学は，西洋医学の評価基準ではその価値を十分には計れないことである。漢方の評価は従来の西洋医学の体系内でのランダム割り付けにはなじまない。

もう1つは以下の通りである。EBMに基づくガイドライン作成の際によく知られていることに出版バイアス (publication bias) がある。欧米で販売されていない薬剤の英文論文は乏しくなる。当然，欧米で頻度が低い疾患では英文論文も少ない。欧米で漢方の論文が少ないことが，エビデンスがないと言われている原因ではない

総論

> **コラム** 米国ガイドライン至上主義の問題点
>
> 肺炎球菌性髄膜炎の初期治療として米国のガイドラインでは，バンコマイシン（VCM）が推奨されている。しかし，VCMの髄液移行は，髄膜炎の炎症鎮静後に著しく低下する。先日，VCMによる初期治療で危うく治療失敗となる例の発表をある研究会で聞いた（本例は担当医の適切な判断で，抗菌薬を変更して治癒した）。米国でVCMが推奨されるのはその論文が数多く蓄積されているからである。米国でのガイドラインを日本にそのまま適用することは，時に誤りをきたす。

か。加えて，特に米国では治療の評価に経済性が重視されている。医療の評価基準はそれぞれの文化，経済背景で異なることにも留意すべきである。

なお，漢方に関する論文は日本の臨床医の努力によりかなり進んだ。大建中湯は米国での臨床試験も開始されている。また，systematic reviewも中医学では既にCochrane Database of Systematic Reviewsで感冒，インフルエンザが取り上げられている。

ここで臨床研究方法の変遷を概説する。1940年代，最初の大規模ランダム化試験が行われた。ペニシリンの登場と軌を一にする。現在の臨床研究の基盤となったFramingham Studyもこの頃に開始されている。現在の臨床研究の基礎的な概念である危険因子，多変量解析などの方法もここで始まったとされる。その後，現在の臨床研究の方法が確立され，1990年代にはEBMが提唱され，CONSORT声明が定められた。その後，大規模ゲノム解析が可能となったころから，臨床試験にもその影響が大きく現れた。また，2010年以降時代は個別医療・精密医療へと急速に進展する。この

背景に，omics dataの蓄積とそれが解析可能になったことが挙げられる。最近10年間でのこうした臨床研究の質の変遷は著しい。

したがって，「漢方にエビデンスがない」とは2つの意味で誤りである。1つは，従来の意味でのエビデンスは日本の臨床医の努力でかなり蓄積されている。もう1つは，従来のエビデンスの概念は個別医療・精密医療の急激な進展とともに，その限界が指摘されている。そして，漢方はまさしく個別医療なのである。

ちなみに，現在使用されている多くの薬剤，治療法は特段RCTを経ているわけではない。

なお，EBMの段階のひとつにあるように，expert opinionはエビデンスである。漢方にはたくさんのexpert opinionがあり，それらもエビデンスであるといえる。

### コラム EBM概論からEBM至上主義の弊害まで

EBMの登場の背景には，それまで恣意的，あるいはごく限られた経験を一般化できるかのような医療が通常であったことが挙げられる。症例報告，個人の逸話的経験，小規模単一施設での症例集積研究などは，仮説形成には役立つこともあるが，標準化はできない。よくあるのは，ある施設で「うちではこうしている」という言説である。また，このような場合もある。「この間頭痛を訴えた患者さんを救急で診た。その患者は虫垂炎だった。今この患者も頭痛を訴えている。虫垂炎を考えるべきだ」（これは筆者が見聞きした事実である）。さらには，いくつもの都市伝説のようになっている場合もあるだろう。そうした医療がEBMにより標準化された。この貢献は大きなものがある。しかしながら，その限界も理解しなければならない。

EBMの実践は，①問題の定式化，②情報収集，③情報の批判的吟味，④情報の患者への適応，である。よくある誤解は，③情報の批判的吟味を行いながら，④情報の患者への適応を行っていないことである。個

別の患者への適応は複雑な要因が関与している。EBMの理念はいわば平均的な患者への治療である。個別の患者への適応に臨床医の能力が発揮される。さらに，こうしたエビデンスのヒエラルキーが万能かという問題提起がなされている。それぞれの臨床研究方法には利点も欠点もある。無作為比較の利点は交絡因子を最小限にできることにあり（内的妥当性），一方それを一般化すること（外的妥当性）に難があると指摘される。こうした背景から様々な方法を同等に扱う環状型EBMが提唱されている[1]。

ここでEBM至上原理ともいうべき考えの弊害を述べる。ある臨床研修病院での風景である。研修医は優秀で，高い倍率から選ばれた医師たちである。英語論文を読むのは速く，IT literacyも高い。文献検索は的確，疫学用語もよく理解している。臨床研究論文の読解は正確で，カンファレンスでは完璧なプレゼンをする。臨床の方針は最新のUpToDate®で仕入れている。経験のある年長の医師はIT literacyでも論文の読み方でも彼らに圧倒されてしまう。臨床のカンファレンスでも論文からの引用，考察では彼らは立て板に水である。では，実際の臨床ではどうか。どうもマニュアル通りにいかない。患者さんは医師が思ったようには答えない。思わぬところで進まない。すると彼らにとっては，その患者さんが悪いかのように思えてくる。「良い臨床研究を見つけて医療をマニュアル化することがEBMである」というEBMにまつわる誤解があると指摘されている[2]。

文献のみでは臨床研修にならない。集積編集された情報を個別の患者さんへ適用することが臨床である。そこに臨床医の実力が発揮される。

● 文献

1) Walach H, et al：Circular instead of hierarchical：methodological principles for the evaluation of complex interventions. BMC Med Res Methodol. 2006；6：29.
2) Clinicians for the Restoration of Autonomous Practice(CRAP) Writing Group：EBM：unmasking the ugly truth. BMJ. 2002；325(7378)：1496-8.—「根拠に基づく医療」をカルト宗教になぞらえるジョーク論文。上述の「単に決められたガイドラインを適用するだけの機械的医療」に陥ることに，皮肉を込めた警鐘を鳴らしている。

## 2 医学に関する情報の質の変化

　omics dataと呼ばれる膨大な情報の集積と解析が可能となったことから，全世界の情報の質が変化している．例としてGoogle maps®を考えてみる．インターネット環境があれば，世界中どこにいてもGoogle maps®の及ぶ範囲での具体的な情報を得られる．人体・疾患に関しても同様である．genome-DNA sequence, transcriptome, proteome, metabolome, micro-biome, epigenomeの集積により，個人の健康状態（疾患状態，疾患発症前の状態，疾患罹患性の予測など）が予測可能になるとされる．**図1**[1]にその概念図を示す．これが近未来の医療の姿である．omics dataの集積とその解析が可能となったことから，現在の診断体系，臨床医学の体系の大きな変化が起こる可能性がある．**総論1**（☞**4頁**）で現在の診断・臨床医学体系は，遺伝的素因―病態―表

---

**コラム　初めての場所を地図なしでも歩ける人**

　ある基礎研究者で，物理学から生命医学へ参入した方の話である．その方は，高校時代から地図を見るのが好きだった．初めての場所も地図を見て，それを暗記して，歩いていくことができる．長じて，海外に行くとき飛行場から外に出て，車に乗って初めての場所に行くときにも正確に道順を言えるそうである．同行者が驚くと，Google maps®で予習してきたと，こともなく言う．頭の中にGoogle maps®が思い浮かぶそうである．

　また，ある写真を見てその写真がどこの場所であるか当てるクイズがあるという．世界中から参加者があるのだが，わずかな手がかり（たとえば電柱の広告など）からほぼ正確にその場所を的中させることができる．これもGoogle maps®を使うゲームだという．先の基礎研究者はこのゲームの常連である．

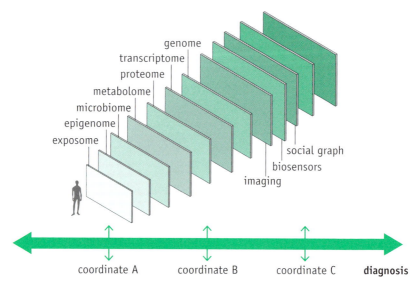

"In the future you will have coordinates instead of a diagnosis"

**図1** geographic information system of a human being

上図のようなあらゆる階層からデータを取得しマルチオミックス解析をすることにより，疾患が発症する前の段階をより明確に特徴づけ介入するという考え方は，漢方薬の本質を理解することに役立つ。健康から疾患までの軌跡だけではなく，健康増強・予防医学の軌跡の特徴も把握される。これらは「未病」「証」に近い概念かと思われる。

（文献1より引用改変）

現型（症状）に乖離があることを概説したが，そのより具体的な展望である。

　ここで，この新しい体系はどこかで我々がなじんでいるものと気が付く。東アジア伝統医学の体系と似ている。疾患前段階とは「未病」であり，病態とは「証」であろう。そして，疾患が発症してからの治療ではなく，発症しない治療，すなわち未病へと西洋医学も進んでいく。

## 3 漢方と最新の臨床研究

その個別医療の臨床研究方法としてN-of-1 trial（図2[2]）が注目されている。N-of-1 tiralとは，1例を組み入れる臨床試験という意味である。当初McMaster大学Sackettらにより提唱された[3]。その後，2014年に米国保険省AHRQがガイドラインを発表[4]，以降この方法による多くの研究報告がなされている。ちょうど，臨床医がある1人の患者さんの治療にあたるとき，その感触，患者さん（ないしその保護者）からの意見・感想をもとにして治療を組み立てる，その思考と似ていると思われる。群別での比較研究のように多数例を必要とすることもなく，その症例にどの治療法が有効であるかを見ることができる方法である。これからの個別医療では有力な方法となる。また漢方薬の評価の方法としても期待できる。

さらに，今後の個別・精密医療はP4 medicineと呼ばれる。P4とはpredictive, preventive, personalized, participatoryの頭文字である。システムバイオロジーの進展とともに，このP4 medicineが近未来の医療の形となるだろう（図3）[5]。

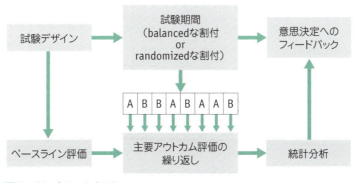

**図2** N-of-1 trialのシェーマ　　　　　　　　　（文献2より引用改変）

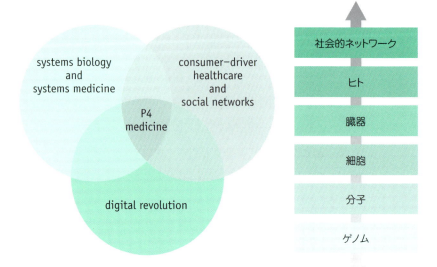

**図3 今後の臨床試験の大きな方向性**
右のBOXはヒトの疾患を考える場合のレベルを示す。疾患や病態を考える場合，遺伝子から社会的ネットワークまでどのレベルで考察しているのかを自覚することが重要である。
左の図は，個別・精密医療（P4 medicine）を構成する3つの大きな枠組みを示す。システムバイオロジーと患者志向医療，AIの発展が個別・精密医療を支える。
P4は予測医療，予防医療，個別化医療，患者・市民参加型医療をさす。

（文献5より引用改変）

　　まさしく歴史は繰り返す──らせん状に。1,500年ほど前に完成された東アジア伝統医学に，現在の西洋医学が近づいている。

● 文献

1) Topol EJ: Individualized medicine from prewomb to tomb. Cell. 2014; 157(1): 241-53.
2) Zucker DR, et al: Lessons learned combining N-of-1 trials to assess fibromyalgia therapies. J Rheumatol. 2006; 33(10): 2069-77.
3) Guyatt G, et al: A clinician's guide for conducting randomized trials in individual patients. CMAJ. 1988; 139(6): 497-503.

4) the Agency for Healthcare Research and Quality：Design and Implementation of N-of-1 Trials：A User's Guide. AHRQ 2014 [https://effectivehealthcare.ahrq.gov/topics/n-1-trials/research-2014-5]
5) Flores M, et al：P4 medicine：how systems medicine will transform the healthcare sector and society. Per Med. 2013；10(6)：565-76.

## コラム　漢方薬と副反応

漢方薬による副反応として，小柴胡湯と間質性肺炎，肝障害，甘草による偽アルドステロン症，山梔子（さんしし）による腸管膜静脈硬化症などが挙げられる。それらの相関関係，医学的妥当性はさらに精査を要するものもあるが，漢方薬も副反応は発現しうることを念頭に置いておく必要はある。筆者は以前，児の付き添いの祖母に請われ，上気道炎に対して麻黄附子細辛湯を処方した。2～3日後に二次病院から電話があり，尿閉となっているが何か心当たりはないかと問われた。麻黄による尿閉であった。処方に誤りがあったわけではないが，そのようなことはありうると改めて思い至った。長期投与の際は可能なら定期的に血液検査をすべきであり，当然であるが漫然とした投与はしない。通常の診療と同様である。時に，週刊誌などでスキャンダラスに漢方薬の副反応が報道されることがあるが，根拠のない誹謗中傷のことが多い。医療者としては惑わされないことである。

また，生薬製剤は，企業によって，あるいは海外からの輸入状況などによって，その品質には幅がある。そのために品質管理を厳密にしている国内企業も信頼を失いかねない事態もあった。さらに，翻訳上の誤りから誤解をまねく事例もある。

要は，漢方に副反応はないとすることでなく，通常の治療と同様の姿勢でのぞむことが肝要である。副反応報告体制も，学会を中心に整備の努力が行われている。

なお，漢方薬，生薬の副反応の現状，その妥当な評価は牧野利明氏の著作[1]に詳しい。

● 文献

1) 牧野利明：いまさら聞けない生薬・漢方薬．医薬経済社，2015．

**コラム** 漢方薬は食前投与が必要か

漢方薬には配糖体が含まれる。配糖体は以前，そのままの形では消化管から吸収されない，大腸まで達してそこの腸内細菌で加水分解されて吸収される，速やかに大腸まで到達するように漢方薬は食前投与が良い，と言われていた。しかし現在，配糖体は分解されることなくそのままの形態でも消化管から吸収されることがわかっている。また，一部の配糖体は大腸ではなく消化管上部で分解され吸収されることもある。その場合，経口投与後早い時期に血中に現れる。次項で示す麻黄湯の実験でもそれが示された。

漢方薬の食前投与の根拠としても，以前は上記のような配糖体分解吸収が挙げられていたが，現在はこの機序は否定的である。古典での記載にも投与時間を厳密に規定したものはわずかである。医心方には「病を治すためには食前，養生のためには食後」とある。「漢方診療の実際」[1]に「1日3回に分け，食前1時間が温服」とされる。しかし，その根拠は不明である[2]。元来，漢方薬は煎じ薬としてお茶のように適宜飲んでいた。食事と内服時間の関連はあまりなく，つまりいつ飲んでも良いわけである。

一方，西洋薬は食後投与となっているが，その機序も厳密には不明である。消化管粘膜を保護するためのようにも言われるが，それほど消化管粘膜に影響を与える内服薬はあるのだろうか。単に「飲み忘れないため」がその根拠のようである。

総括すれば，漢方薬はいつ内服してもよいのである。

### 文献

1) 大塚敬節，他：漢方診療の実際．南山堂，1941．
2) 牧野利明：いまさら聞けない生薬・漢方薬．医薬経済社，2015．

# 4 麻黄湯のインフルエンザへの作用機序
## ―システムバイオロジーの視点から

　漢方薬は多成分薬剤である．1つの方剤は複数の生薬で構成され，その生薬には多成分が含まれる．麻黄湯は麻黄，桂皮，甘草，杏仁の4つの生薬で構成される．生薬は英語ではcrude drugと訳され，見た目も茶色い粉で，溶かせば泥のようであり，いかにもcrudeなものである．

　このcrude drugの作用機序を解析するためには，通常は単一の成分を精製して，その機序を解析する方法をとる．たとえば，麻黄湯の生薬には麻黄があり，麻黄の主成分はephedrine, pseudo-ephedrineである．そこで，ephedrineの薬理作用を解析することで，麻黄湯の薬理の解析になりうるかのように考える．

　では，ephedrineの作用と麻黄湯の作用は同等だろうか．そうではない．ephedrineの作用を解析しても，多成分薬剤である麻黄湯の作用を解析することはできない．単独成分の要素還元的方法では限界がある．複数成分の作用解析とともに，その相互連関を見る必要がある．システムバイオロジーの方法によりその解析が可能となる．

　麻黄湯の作用機序の解析のため，麻黄湯構成生薬の成分を精製，その薬理作用を解析した研究は多数ある[1〜12]．

　また，麻黄湯はインフルエンザウイルス感染の初期の免疫応答を増強して※，インフルエンザ症状を軽快させることがマウスの実験

で報告されている[13]。

---

※：かつてエフェドラSという処方薬があった。エフェドリンには気管支拡張作用があり，先輩医師によるとウイルス性上気道炎によく効いたという。かなり無理やり効かせている感もあるが，交感神経賦活は免疫を増強させる。なお，エフェドラと称してエフェドリン含有の健康食品がダイエット目的で米国で市販されているが，過量になる可能性があり，これは危険である。

ここでは，これらの研究蓄積をふまえて，これらとは異なる視点からの麻黄湯の作用機序解析を紹介する[14]。先に紹介した生薬構成要素の多くは宿主の免疫能に作用して免疫増強に働き，またウイルスの増殖抑制作用も示す。それら個別の作用は重要な情報であるが，このいかにもcrudeな漢方薬を内服して，発汗して，インフルエンザが治癒するその機序を説明するには不十分であり，視点を変える必要がある。個々の要因の連関がいかに働いているかを見てみることが，全体を理解することにつながる。

こうした方法が可能になった背景には，遺伝子や代謝物の網羅的解析が近年発展したことがある。漢方薬に含有される多成分の作用解析に，網羅的解析(non target analysis)と生体因子のmetabolome analysisを行う。その情報をもとに漢方薬の多成分と生体の多因子の連関を解析し，漢方薬の特徴的な作用を解明する。

なお，文献14の研究目的は以下の通りである。

① 麻黄湯含有成分および関連代謝物の動態解析
② 麻黄湯の作用機序解析

また，検討項目は以下の通りである。

① 麻黄湯投与時のラット血液中麻黄湯含有成分・関連代謝物の薬物動態解析と網羅的成分分析

② Poly I:C※投与によるinfluenza like illness (ILI) ラットの作成
③ ILIラットへの麻黄湯投与による血液中生体一次代謝物と炎症性脂質メディエーターの網羅的測定。
④ これらの情報のアラキドン酸カスケード・生体パスウェイへの統合

---

※:「polyinosinic : polycytidylic acid」の略。TLR3のagonistである。投与により，発熱，活動性の低下，体重減少などinfluenza like illnessを惹起させる。

## 1 血液中麻黄湯含有成分・関連代謝物の網羅的成分分析

このNishiらの研究[14)]によると，経口投与後，麻黄湯含有成分の多くは血液中に検出されない。さらに，1時間，8時間後で血液中検出成分は異なる。検出成分のうち麻黄湯由来のものは5％程度である。このことから，投与後に血中で検出された成分はlong tail分布を示し，多くは麻黄湯由来代謝物ないし生体由来成分であることが推定された。

## 2 薬物動態解析

次に薬物動態解析を見る。表1に既知の麻黄湯構成生薬の主成分候補を示した。これらの成分について血液中の濃度推移を見ると，検出成分の濃度は経時的に変化し，血中濃度のピークが内服直後にあり以降減少するものから，内服3～4時間後から漸増するものまでみられる。特に麻黄中の, ephedrine, pseudoephedrine, methylephedrineは未変化体として，投与後早期に検出されて

総論

**コラム　long tail 分布とは**

long tailとは市場調査で使用される用語であり，売り上げの多い少数の商品とともに，個々の売り上げは少ないが多種類の商品がある分布を言う。こうした多種類の商品を有することが売り上げのすそ野の拡大につながるとされる。

一方，long tail drugとは北野宏明氏が提唱する概念であり，薬物中に少数の主要成分とともに多数の少量含有成分が分布している構成を言う。漢方薬は多数の成分が多数の部位に作用し，それらの作用が相互に連関していると考えられる。

生体の作用成分・分子を横軸に，その作用強度を縦軸にとる。生体反応の中心となる少数の主要な分子と，比較的相互作用が限定されている多くの分子が存在する。この分布がlong tail分布である。漢方薬は多数の成分が，tailとなる多数の分子に働きかけることにより，総体として有用な作用を示すと考えられる。対照的なものは分子標的薬である。分子標的薬は1つの作用に限定し，端的な効果が期待される。多成分薬剤であり，long tail drugとしての特徴を有する漢方薬の作用機序を解析するのにはシステムバイオロジーが適している。

いる。これらは，方剤中にある成分が，消化管から吸収されて血液中で検出されたと考えられる。一方，glycyrrhetinic acidは数時間後に濃度のピークに至る。glycyrrhetinic acidは甘草中のglycyrrhizinが腸内細菌により代謝されたものであり，代謝後ゆるやかに吸収されて血液中に現れている。

**表1　麻黄湯構成生薬主成分候補**

| 生薬名 | 成　分 |
|---|---|
| 麻　黄 | ephedrine |
|  | pseudoephedrine |
|  | methylephedrine |
| 甘　草 | glycyrrhetinic acid |
|  | isoliquiritigenin |
|  | liquiritigenin |
| 杏　仁 | amygdalin |
|  | prunasin |
| 桂　皮 | cinnamic acid |

（文献14より引用改変）

amygdalinとprunasinはいずれも杏仁中に含まれ，amygdalinは腸内細菌などにより代謝され，prunasinに変換される。prunasinの血液中濃度は徐々に上昇しており，この変換が進んでいることを示唆する。

これらの結果から，漢方薬を内服し血漿中に移行するまでに，腸内細菌の影響・吸収・代謝など様々な過程があることが考察される。また，漢方薬は，血中成分の作用のみではなく，腸内細菌（マイクロバイオーム）と関連して作用している可能性も示唆する。

## 3 influenza like illnessへの麻黄湯の効果
―― Poly I:C投与と麻黄湯による体重・活動性・体温変化 ――

炎症惹起物質であるPoly I:Cを投与し，活動性と体重の変化を見た（図1）。ラットへのPoly I:C投与によりILIモデルを作成する。Poly I:Cを投与すると活動性が減少し，ここに麻黄湯を投与すると回復する。麻黄湯構成生薬のひとつである麻黄単独投与でもほぼ同様に回復している。一方，体重の変化では，Poly I:C投与により体重は減少し，麻黄湯を投与すると体重は回復する。ここでは生薬のひとつである麻黄単独投与では体重は回復していない。ほかの主要成分単独投与でも体重の回復はみられない。体重減少は構成生薬単独では回復しないが，その総体である麻黄湯投与により回復する。体重減少への効果と活動性への効果が，方剤としての麻黄湯と主要生薬成分単独では異なることは，麻黄湯の作用機序を考える上で興味深い。

発熱の経過では，Poly I:C投与により体温は上昇する（図2。●印）。麻黄湯単独でも体温は上昇する（▼印）。Poly I:C投与後に麻黄湯を投与すると，さらに体温は上昇しその後低下傾向がみられる（■印）。臨床上，麻黄湯投与の経過では，最初に体温が上がり，そ

総論

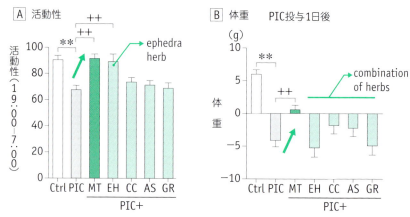

Mean ± SE  n=18-23  ++P<0.01 vs PIC  **P<0.01 vs Ctrl
Bonferroni multiple comparison test

MT：maoto 麻黄湯，EH：ephedra herb 麻黄，CC：cinnamomi cortex 桂皮
AS：armeniacae semen 杏仁，GR：glycyrrhizae radix 甘草

**図1** Poly I:C（PIC）誘導influenza like illness（ILI）に対する麻黄湯とその各構成生薬の効果
・麻黄湯はILIを軽快させる．
・麻黄は単独で活動性を回復させる．
・体重の回復には各生薬単独では無効であり，方剤としての麻黄湯が必要である．

（文献14より引用）

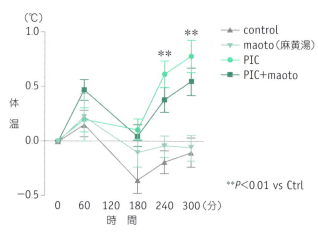

**図2** Poly I:C 誘導influenza like illness の体温に対する麻黄湯の効果

（文献14より引用）

の後発汗して解熱する。あたかもそれを追試しているかのように見える。

## 4 サイトカインの変動

Poly I:C投与によるある種のサイトカインの活性化と麻黄湯投与による変化を見る。TNF-$\alpha$, IL-$1\beta$, IFN-$\gamma$はPoly I:C投与により活性化され, 麻黄湯により制御される。IL-6は麻黄湯投与によっても変化はみられない。IL-10は麻黄湯投与により増強される。麻黄湯の各種のサイトカインへの作用が, 抗炎症に働くことを示唆する所見である。

## 5 血液中一次代謝産物

麻黄湯投与後の血液中一次代謝産物をGC-MS/MSによりメタボローム分析を行った。ヒートマップにより各項目で, 1, 2, 6, 20時間の活性を見ると, Poly I:C投与により代謝経路の代謝物が全体的に変化する。TCAサイクルはdownregulation, PPP(ペントースリン酸回路)はupregulationし, ノルエピネフリンは低下, アデノシンは増加する。これらは麻黄湯追加により正常化ないし逆の変化をしている。また, 麻黄湯によりBCAA, EAAなどのアミノ酸は低下する。

## 6 脂質代謝メディエーターの網羅的解析

血液中脂質代謝メディエーターを網羅的に解析した。LC-MS/MSによりアラキドン酸, EPA, DHA由来の代謝産物など158成

分を測定し，ロイコトリエン系とプロスタグランジン系などの代謝経路上での変化についてアプリケーションを用いて，コンピューター上でpathway mapを作成し統合的に解析した。

　Poly I:C投与により活性化された成分を見る（図3）。Poly I:C投与によりcontrolと比して増加した成分を■，減少した成分を■で示す。アラキドン酸を中心として，プロスタグランジン系とロイコトリエン系の炎症物質の増加を認める。

　麻黄湯投与では（図4），ロイコトリエン系の炎症物質は低下，プロスタグランジン系には影響を与えていない。一方でEPAやDHA由来のn-3脂肪酸代謝産物のいくつかが増加している。

　続いて，Poly I:C投与後に麻黄湯を投与すると（図5），Poly I:Cで活性化されていたプロスタグランジン系とロイコトリエン系の炎症部位が抑制される。Poly I:Cによって惹起された炎症は，麻黄湯により抑制され，その特徴はロイコトリエン系，プロスタグランジン系双方の複数部位での抑制がみられたことにあるといえる。麻黄湯はある1点への作用ではなく，pathwayの複数箇所に作用し，全体として炎症を抑制している。麻黄湯，さらには漢方薬全般の作用機序を考えるにあたり，示唆的な知見である。こうした知見を見ると，麻黄湯内服で発熱することと，インフルエンザ罹患で発熱することとは，その発熱の質が異なるのだろうと思われた。

　以上，麻黄湯各成分の血中濃度の推移，麻黄湯含有成分と血中検出成分の乖離，各炎症成分の活性化と抑制を示した。多成分薬剤である麻黄湯の作用機序を解析する際に，各成分相互の連関，炎症経路全体の中での作用を示すことができた。

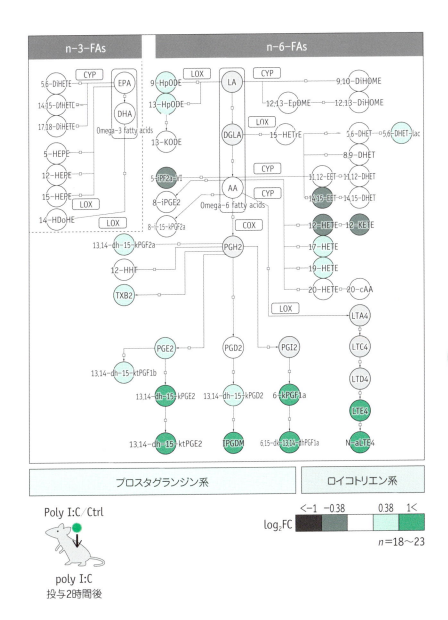

**図3** Poly I:C 投与により活性化された成分 （文献14より引用改変）

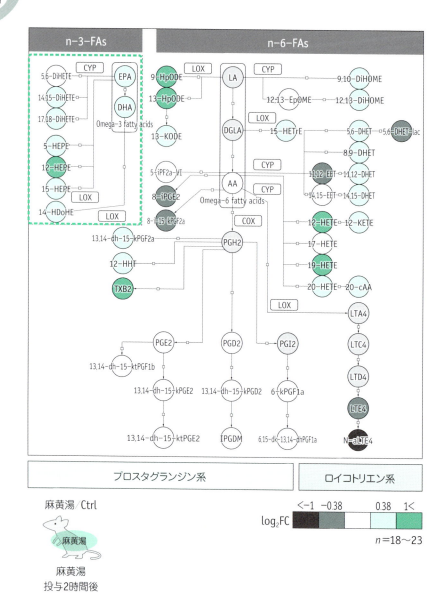

図4 麻黄湯投与により活性化された成分 （文献14より引用改変）

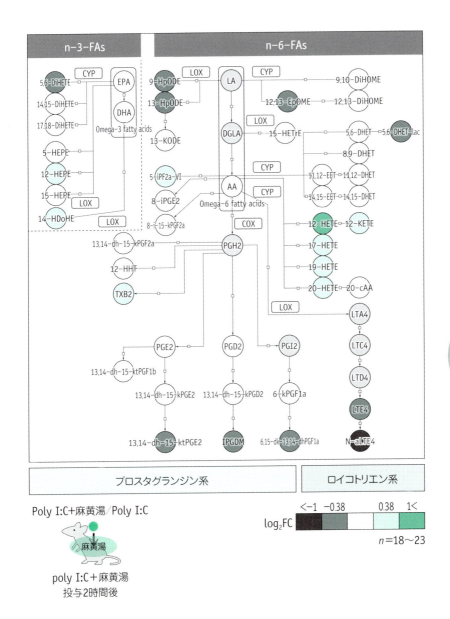

図5 Poly I:C投与後，麻黄湯投与した際に活性化された成分　(文献14より引用改変)

## 7 システムバイオロジーと漢方──その示すもの

　インフルエンザウイルスが細胞に感染したときの事象を網羅した図に「FluMap」(図6)[15]がある。これは東京都内の地下鉄路線図のように，全体を示して個別のつながりを示したものである。SBI(NPO法人システムバイオロジー研究機構)・松岡由希子先生の労作である。約500の文献をレビューして，約1,000の要因の連関を示している。

　この文献情報をmapにすることは手作業，つまり論文ベースのマニュアルキュレーションであり，これは網羅的パスウェイマップの作成(通称pathway deep curation)といわれる。文章ではなく図によって表したこと，これが「思考の図像化」である。

　この，FluMapにノイラミニダーゼ(NA)阻害薬を位置づける(図6上部)。NA阻害薬はウイルス蛋白質のNAのみに作用するもので，その関与はウイルス放出の抑制に限定されている。一方，麻黄湯は多成分から成る薬剤であり，その作用点は複数存在する。麻黄湯の作用は，NA阻害薬とは異なり，複数の成分の協調により発揮されていると考えられる。

　文献14は Nature groupのonline journalに受理されたが，このタイトルの冒頭に"deconstruction"「脱構築」という語を掲げている。従来の薬理学的発想・薬剤の作用機序解析の発想をいったん解体し，再構築したことを宣言したものである。この思考方法は従来からのパラダイムシフトとなるであろう。

　伝統医学のシステムバイオロジーによる研究は世界的に開始されている。2014年Science誌が東アジア伝統医学と西洋医学の統合を特集した(図7A)[16]。これは中国の大学等によるsponsored

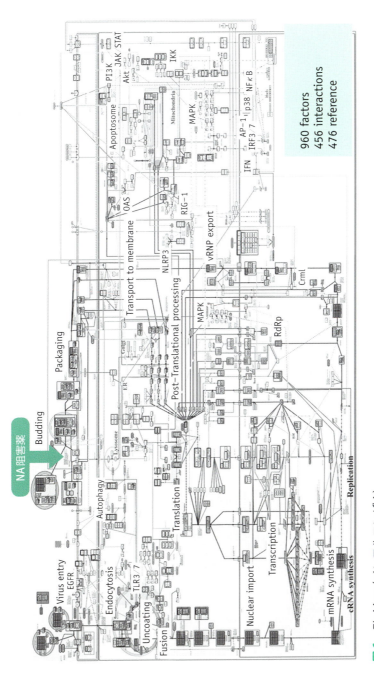

**図6** FluMap（インフルエンザA）
システム全体をマップする：ウイルス複製から宿主応答までを網羅

（文献15より引用）

総論

A 特集表紙

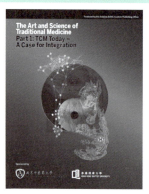

B 特集目次

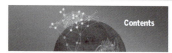

図7 Science誌による東アジア伝統医学と西洋医学の統合特集
（文献16より転載）

specialで，Science editorsのレビューを受けていない企画であるが，「何か大きなものの始まりである」という見出しで，この特集に関する大きな意気込みが伝わる．表紙のイラストはこの企画のコ

ンセプトを表す．目次には，古代医学，薬草学，鍼灸など東アジア伝統医学を紹介し，その発展の方法の数々が提案されている（図7B）。WHOからの寄稿もあり，統合医学の可能性を提案している．その方法のひとつにシステムバイオロジーが紹介されている．東アジア伝統医学はこうした先駆的な研究を刺激する可能性を有している．

● 文献

1) Honda H, et al：Glycyrrhizin and isoliquiritigenin suppress the LPS sensor toll-like receptor 4/MD-2 complex signaling in a different manner. J Leukoc Biol. 2012；91(6)：967-76.
2) Hwang H, et al：Inhibitory effect of amygdalin on lipopolysaccharide-inducible TNF-alpha and IL-1beta mRNA expression and carrageenan-induced rat arthritis. J Microbiol Biotechnol. 2008；18(10)：1641-7.
3) Kim JY, et al：Isoliquiritigenin isolated from the roots of Glycyrrhiza uralensis inhibits LPS-induced iNOS and COX-2 expression via the attenuation of NF-kappaB in RAW 264.7 macrophages. Eur J Pharmacol. 2008；584(1)：175-84.
4) Shijie Z, et al：Mao-to Prolongs the Survival of and Reduces TNF-alpha Expression in Mice with Viral Myocarditis. Evid Based Complement Altern Med. 2010；7(3)：341-9.
5) Liao JC, et al：Anti-Inflammatory Activities of Cinnamomum cassia Constituents In Vitro and In Vivo. Evid Based Complement Altern Med. 2012；429320.
6) Zheng Y, et al：Ephedrine hydrochloride protects mice from LPS challenge by promoting IL-10 secretion and inhibiting proinflammatory cytokines. Int Immunopharmacol. 2012；13(1)：46-53.
7) Zheng Y, et al：Ephedrine hydrochloride inhibits PGN-induced inflammatory responses by promoting IL-10 production and decreasing proinflammatory cytokine secretion via the PI3K/Akt/GSK3$\beta$ pathway. Cell Mol Immunol. 2013；10(4)：330-7.
8) Utsunomiya T, et al：Glycyrrhizin, an active component of licorice roots, reduces morbidity and mortality of mice infected with lethal doses of influenza virus. Antimicrob Agents Chemother. 1997；41(3)：551-6.

9) Mantani N, et al:Inhibitory effect of Ephedrae herba, an oriental traditional medicine, on the growth of influenza A/PR/8 virus in MDCK cells. Antiviral Res. 1999;44(3):193-200.
10) Hayashi K, et al:Inhibitory effect of cinnamaldehyde, derived from Cinnamomi cortex, on the growth of influenza A/PR/8 virus in vitro and in vivo. Antiviral Res. 2007;74(1):1-8.
11) Shirayama R, et al:Inhibition of PA endonuclease activity of influenza virus RNA polymerase by Kampo medicines. Drug Discov Ther. 2016;10(2):109-13.
12) Grienke U, et al:Computer-guided approach to access the anti-influenza activity of licorice constituents. J Nat Prod. 2014;77(3):563-70.
13) Nagai T, et al:Alleviative Effects of a Kampo(a Japanese Herbal) Medicine "Maoto (Ma-Huang-Tang)" on the Early Phase of Influenza Virus Infection and Its Possible Mode of Action. Evid Based Complement Altern Med. 2014;187036.
14) Nishi A, et al:Deconstructing the traditional Japanese medicine "Kampo":compounds, metabolites and pharmacological profile of maoto, a remedy for flu-like symptoms. npj Systems Biology and Applications. 2017;3, 32.
15) Matsuoka Y, et al:A comprehensive map of the influenza A virus replication cycle. BMC Syst Biol. 2013;7:97.
16) Science. 2014;346(6216 Suppl).

# 1 麻黄剤

## 麻黄湯 まおうとう

**標的症状**
- 熱はあるが比較的元気があって，汗がまだ出ておらず，水分が摂れる状態（ほとんどのインフルエンザが該当）
- 乳児の鼻閉
- 急性ウイルス性上気道炎の初期

**対象**
- 急性上気道炎
- インフルエンザ（初期。発汗前）
- 鼻閉

**処方例**
- 幼児，20kg。発熱初日で38℃台，湿性咳嗽
  ➡麻黄湯2.5g/日，分2〜3で3日間
- 乳児，10kg。発熱38℃台，発汗はなく，鼻汁があり，湿性咳嗽
  ➡麻黄湯1g/日，分2〜3で3日間

**ポイント**
- 麻黄湯適応があるのは「熱はあるが比較的元気があって，汗がまだ出ていない状態で水分が摂れる」場合。
- 「気持ちが悪くて水分が摂れない」患者には使ってはいけない。

麻黄剤とは，生薬に麻黄を含む方剤の総称である．麻黄湯はその代表である．そのほかに，主たる麻黄剤として，葛根湯（☞**60頁**），小青竜湯（☞**66頁**）などがある．

東アジア伝統医学は中国大陸を発祥の地とし，その集大成である『傷寒論』は張仲景によって編集され後漢時代に成立した．同書「太陽病編」によると，「傷寒」とは，「風寒表証」「発汗解表」すなわち，「急性熱性疾患で，悪寒があるが，いまだ発汗がなく，関節痛，身体の痛み，喘ぐような呼吸を伴うもの」と定義されている．これはまさしく，現在でいうinfluenza like illness（ILI）と言える．

また，張仲景はこの「傷寒」により自分の親類縁者の数多くが死亡したと記載している．「傷寒」は重症の急性熱性疾患で急激に流行した．重症ILIであることを考えると，当時の多くの人間がその疾患に対する免疫を有していないインフルエンザの可能性が高い．当時の「新型」インフルエンザ，それも強毒株の流行であったと推測できる．

この傷寒は，麻黄湯の適応とされている．原文は「太陽病，頭痛，発熱，身疼，腰痛，骨節疼痛，悪風し，無汗にして喘するは麻黄湯之を主る」である．

# 1 インフルエンザと麻黄剤

## (1) 日本近代における歩み

日本におけるインフルエンザへの漢方薬による治療記録を見る．1918（大正7）年，スペイン風邪が世界的に大流行した．記録される範囲で初めてのインフルエンザパンデミックである．世界中で多くの死亡者があり，日本でも約25万人の死者が出たとされる．

当時，木村博昭氏〔1866〜1931年．浅田宗伯（1815〜1894年）

の高弟］は，麻黄系薬剤を駆使した治療により自院での死亡例はなかったことを伝えている。「これに用いられた漢方は，初期にて，悪寒戦慄のあるものには，葛根湯を温服せしめて発汗させて，邪気を除く…」「其の後は病歴は多く陽明病に移行するので，主に小柴胡湯の証となり，…」「初期において高熱を発したものには柴葛解肌湯や大青竜湯にて発汗解熱させ，…」とある[1]。

　当時の森道伯氏も同様のことを伝えている。香蘇散加味，小青竜湯合麻杏甘石湯，升麻葛根湯加味の三方を活用して多くの患者を救ったと記録されている[2]。スペイン風邪流行当時に漢方薬の有用性が示されている。この時に主に麻黄剤による治療が奏功した。

### (2) 麻黄湯の作用

　この森の記録中に「温服せしめて発汗させて」とある。これは麻黄剤の効果・使用方法を端的に示している。急性ウイルス感染症初期は発汗がない。自然治癒過程では，解熱剤を使用することなく発汗して治癒する。麻黄剤内服により発汗させるということは，この自然治癒過程を促進させているわけである。一般に軽度の発熱は免疫作用を増強させるとする[3]。漢方薬はこうした自然治癒過程に沿った作用機序を有しているように見える。

### (3) 麻黄剤の適応─インフルエンザすべてが適応なのではない

　麻黄剤の適応は「熱はあるが比較的元気があって，汗がまだ出ていない状態で水分が摂れる」（『傷寒論』にいう「傷寒」）状態である。
　たとえば「麻黄湯の証」とは麻黄湯が有効であることを示す。麻黄湯へのレスポンダーといえる。麻黄湯はインフルエンザ患者の多くに効果があるが，インフルエンザすべてに使えるわけではない。「熱はあるが比較的元気があって，汗がまだ出ておらず，水分が摂

> **コラム** **発熱と免疫**
>
> 発熱は生体に有利に働くことが，フェイギン/チェリーの小児感染症の教科書[1]でレビューされている．発熱により白血球遊走能の上昇，リンパ球分化の促進，食細胞機能の増加，ある種のサイトカインの上昇など宿主免疫能の増強に働く．また，ある微生物は高温環境下での生育が阻害される．実際に麻疹，水痘での解熱剤使用による治癒遅延の例を挙げている．臨床では時にインフルエンザなどでロキソプロフェンを投与されたのちに治癒が遅延している例を経験する．症例の経験のみでは因果関係を確定はできないが，ある種の解熱剤は使用を控えるべきである．インフルエンザ脳症が問題となった当初，メフェナム酸の使用が重症化の因子とされた．以来この解熱剤を小児で使用することはほとんどなくなった．もはやこのことは忘れられがちであるが，解熱剤が疾患を治癒させるわけではないことは，常に念頭に置いておきたい（解熱剤の使用と疾患の経過に関して，ハリソン内科学の記載は若干異なる．ここでは，自分の臨床感覚に即したチェリーの記載を紹介した）．
>
> ● 文献
>
> 1）Ward MA：Fever：Pathogenesis and Treatment. Feigin and Cherry's Textbook of Pediatric Infectious Diseases. 7th ed. Cherry JD, et al, ed. Saunders, 2014, p83.

れる」状態すなわち「麻黄湯証」であれば，インフルエンザでも他の急性ウイルス性疾患でも適応となる．しかし，元気がなくて水分を摂れない状態の人には使うことはできない．

**事例1** 6歳男児，20kg　発熱

　今朝から発熱．昼前に受診．活動性は保たれているがややぐったりしている．水分摂取は可能．迅速診断でインフルエンザA型．

　ノイラミニダーゼ（NA）阻害薬と同時に麻黄湯2.5g/日，分2で3日間投与．翌日発汗し解熱．

### (4) 麻黄剤の作用機序とエビデンス

　インフルエンザに対する麻黄剤の作用機序については，白木公康（富山大学教授）氏の研究がよく知られている[4]。この研究で，インフルエンザウイルスに感染させたマウスに葛根湯を投与すると，投与しない群に比べて予後が延びることが明らかにされた。葛根湯によって，ウイルスにより産生されるサイトカインの調節がされるものと考えられる。インフルエンザウイルスに感染させていないマウスに葛根湯を投与してもサイトカインの変動は起きない。これは，麻黄剤がウイルスに感染した宿主側の免疫を増強させることで，サイトカイン調節に関与していることと考えられる。

　また，成人インフルエンザにおける麻黄湯とNA阻害薬との比較検討も行われている[5]。鍋島らによれば，麻黄湯はNA阻害薬に比して速やかに解熱がみられ，その効果も安定していた（図1）。

　小児においても，インフルエンザへの麻黄湯の効果を見た報告は数多い。それらによると，麻黄湯とオセルタミビル（タミフル®）において，臨床症状の軽快と解熱時間に関する効果などはほぼ同等かそれ以上である[6〜12]。麻黄湯「証」すなわち麻黄湯レスポンダーであれば，有効性は明瞭である。内服NA阻害薬と異なり消化器症状などの副反応はなく，小児には使用しやすい薬剤である。

　漢方薬は「証」の合う（適応のある）患者さんにはきわめて明快な反応を示す。インフルエンザであるから麻黄湯を選択するのではなく，インフルエンザ患児の多くに麻黄湯の適応があると考える。

　なお，オセルタミビルほか抗インフルエンザウイルス薬の薬剤費は麻黄湯の約15〜20倍である（表1）。

各論

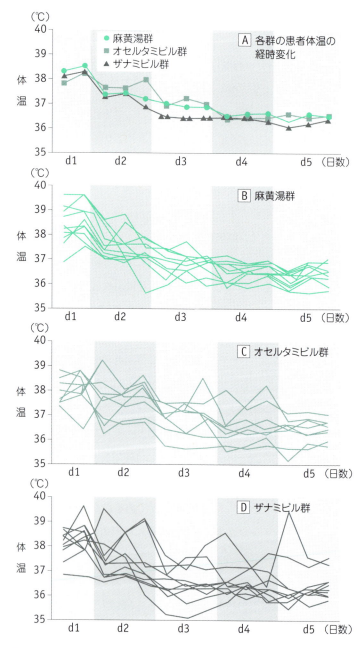

**図1** 成人インフルエンザにおける麻黄湯の有用性 （文献5より引用）

表1 インフルエンザ治療に関する薬の薬価（2018年）

| 麻黄湯<br>1g=7.70 | 3日分 | 1g/日<br>23.10円 | 2.5g/日<br>57.75円 | 5g/日<br>115.50円 | | 7.5g/日<br>173.25円 |
|---|---|---|---|---|---|---|
| | 5日分 | 1g/日<br>38.50円 | 2.5g/日<br>96.25円 | 5g/日<br>192.50円 | | 7.5g/日<br>288.75円 |
| タミフル®DS<br>1g=200.20 | | 10kg40mg/日<br>1334.66円 | 15kg60mg/日<br>2002.00円 | 20kg80mg/日<br>2669.33円 | 25kg100mg/日<br>3336.66円 | |
| タミフル®cap<br>1cap=272.00 | | | | | | 2cap/日<br>2720.00円 |
| ソフルーザ®<br>10mg=1507.5<br>20mg=2394.5 | | 12歳未満 ||| 12歳以上 ||
| | | 10〜20kg未満 | 20〜40kg未満 | 40kg以上 | 80kg未満 | 80kg以上 |
| | | 10mg<br>1507.50円 | 20mg<br>2394.50円 | 40mg (20×2)<br>4789.00円 | 40mg (20×2)<br>4789.00円 | 80mg (20×4)<br>9578.00円 |
| リレンザ®<br>1BL=147.10 | | | | | | 20BL/5日分<br>2942.00円 |
| イナビル®<br>1キット=2139.9 | | | | | 1キット<br>2139.90円 | 2キット<br>4279.80円 |

麻黄剤

### (5) 実際の使用方法

インフルエンザの初期，発汗していない時期に水分摂取が低下していないことを確認して使用する．分2〜3回3日間が目安であるが，発汗して解熱すれば麻黄湯の役割は果たしたことになる．「温服せしめて発汗させて，邪気を除く」とある通りである．解熱しない場合，発熱が遷延するときは細菌二次感染などを考慮する．

解熱剤は併用しない．元来，解熱剤と麻黄湯は作用機序の方向は逆のものである．患者さんには「漢方薬で熱が下がる」とお伝えしておけばよい．

**事例2** 幼児，20kg　発熱，湿性咳嗽

発熱初日で38℃台．やや機嫌は不良だが，水分は摂れる．活動性はよい．湿性咳嗽を認める．ウイルス性気管支炎と考えた．

麻黄湯2.5g/日を分2～3で3日間（単シロップ2mLと混合してもよい）投与。

エキス剤で処方するので，総量がエキス剤1包（麻黄湯なら2.5g）の倍数になるほうが薬局は処方しやすい。

単シロップ混合が内服しやすいが，ココア飲料，黒蜜，野菜ジュースなども混合可能。エキス剤単独で内服できれば，それにこしたことはない。

発汗し解熱したら，内服は終了。解熱剤は併用しない。

## 2 インフルエンザ以外での麻黄湯の適応

インフルエンザ以外での麻黄湯の適応疾患を紹介する。漢方薬は「病名」ではなくその「証」すなわち「病態」に対して処方するため，麻黄湯の先述の作用機序を考えると，以下の疾患にも共通した病態が存在することが示唆される。

### (1) 乳児の鼻閉

乳児の鼻閉はよくみられる現象である。鼻呼吸が未熟な乳児では，鼻閉により哺乳が低下することもある。また，夜間の睡眠障害をきたすこともあり，あなどれない。

鼻閉の原因としてはウイルス性上気道炎［後述 **(2)**，56頁］が主たるものだが，長引く鼻閉，また特に感染徴候が明らかでない場合には，嚥下協調障害によるものも多くみられる。どちらの鼻閉にも麻黄湯は有効である。

硬口蓋にエキス剤のまま塗り付けるようにして，その後哺乳させると自然に内服できる。通常の上気道炎であれば3日くらいで回復する。嚥下協調障害の場合は，鼻が通っている間に哺乳の工夫をする。

乳児の鼻閉は日常よくみられ，大したことがないように思われがちだが，育児の負担を大きくするため，ここですぐ対応できれば母親の負担を軽減できる。

### 事例3　4カ月乳児，7.5kg　鼻閉，むせ

機嫌は良い。発熱はない。鼻汁・鼻閉が先行して，その後哺乳時のむせが目立ってきた。上気道炎とその後の鼻咽頭逆流と診断。

鼻閉の改善に麻黄湯1.0g/日，分2で5日間投与後，しばらくして鼻閉が改善。同時にむせ込みも軽快。

### コラム　嚥下協調障害

乳児の嚥下機能が未熟なために起こる。鼻咽頭筋群の協調運動がうまくいかないと鼻咽頭逆流をきたす（図1）。明らかに鼻からミルクが出てくれば逆流していることがわかるのだが，鼻咽頭途中までの逆流の場合，鼻閉のみが症状のこともある。問診により「哺乳時のむせこみ」を一言確認しておく。

嚥下協調障害には胃食道逆流の合併も多い。溢乳の有無も確認しておく。鼻咽頭逆流があると鼻粘膜に炎症が持続し，鼻閉のために鼻咽頭逆流が遷延する（鼻閉があるためにむせこみが増悪する）という悪循環を形成して，鼻閉が長引くこともある。

対策は少量頻回哺乳・息継ぎ哺乳・母乳の場合は乳房を少し絞ってから哺乳させる，などである。また，粘稠度を上げて嚥下障害を軽快させるミルクも販売されている。若干軟便となるが試みることができる介入である。

なお，実際の哺乳場面をそ

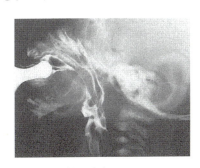

図1　嚥下協調障害

麻黄剤

の場で確認することは必要である．時に，哺乳瓶でも乳房でも乳首のくわえ方が浅くよく飲めていないことがある．

嚥下協調障害は無呼吸を合併し，ALTE (apparent life threatening event)[1] ともいえる症状や下気道炎（気管支炎・肺炎）の反復もきたしうる[2]．哺乳時のむせこみはよく見る症状であるが，一歩踏み込んだ観察をしたい．

● 文献 ●

1) 黒木春郎，他：無呼吸発作の既往を認めた嚥下協調障害の3例．小児科臨床．1995；48(7)：1744-8．
2) Kuroki H, et al：Intractable wheezing in infants with nasopharyngeal reflux. Acta Paediatr Jpn. 1996；38(4)：357-60．

乳児は口呼吸が主体であり，鼻閉になると，そのためにむせやすくなる．むせる際に鼻咽頭逆流をきたし，さらに鼻閉が増悪する．その悪循環で鼻閉が長引いていると考える．悪循環を断ち切るのに麻黄湯が有効である．

### (2) ウイルス性上気道炎

急性ウイルス性上気道炎の初期（発熱の急性期，発汗がない時期）に麻黄湯は有効である．診断の確定前に証（病態と関連する症状）が一致すれば使用可能である．麻黄湯証であることは「活気はある，水分を摂れる」ことである．インフルエンザの際と同様に，典型的には発汗して治癒するウイルス感染に伴う腰痛，関節痛にも有効である．小児の救急外来に常備しておけば便利であろう．麻黄湯で解熱しなければ，他の疾患を考慮する．

一方，突発性発疹には無効な印象である．アデノウイルス性咽頭扁桃炎にも有効な印象はない（アデノウイルス感染には柴胡桂枝湯が有効）．

**事例4** 乳児，10kg　発熱，鼻汁，攣性咳嗽

　　発熱38℃台，発熱したその日に受診。比較的元気はよい。水分摂取可能。発汗はない。鼻汁，攣性咳嗽の上気道症状あり。ウイルス性上気道炎と診断。麻黄湯1g/日，分2を3～5日間（単シロップ1mLと混合してもよい）。

### 文献

1) 高橋道史：浅田流漢方診療の実際．医道の日本社．1977．
2) 秋葉哲生，他：秋田魁新報記事に見る1918年から1919年にかけてのスペイン風邪流行状況．漢方の臨床．2009；56(2)：331-42．
3) Ward MA：Fever：Pathogenesis and Treatment. Feigin and Cherry's Textbook of Pediatric Infectious Diseases. 7th ed. Cherry JD, et al, ed. Saunders, 2014, p83.
4) 白木公康：現代西洋医学からみた東洋医学(5) インフルエンザ治療のための漢方薬の作用機構―葛根湯の作用機序．医学のあゆみ．2002；202(6・7)：414-8．
5) Nabeshima S, et al：A randomized, controlled trial comparing traditional herbal medicine and neuraminidase inhibitors in the treatment of seasonal influenza. Journal of infection and chemotherapy. 2012；18(4)：534-43.
6) 黒木春郎，他：小児のインフルエンザに対する洋漢統合医療の経験．漢方免疫アレルギー．2004；17：90-6．
7) 成相昭吉：新型インフルエンザ小児例へのオセルタミビルと麻黄湯，各3日間投与の有用性と意義．外来小児科．2010；13(3)：281-4．
8) 鈴木英太郎，他：熱型変化から見た小児A型インフルエンザに対するオセルタミビルと麻黄湯の効果比較．外来小児科．2011；14(3)：248-53．
9) 盛　克己，他：インフルエンザに対するオセルタミビルと漢方薬併用の治療効果．漢方の臨床．2006；53(12)：2033-42．
10) Kubo T, et al：Antipyretic effect of Mao-to, a Japanese herbal medicine, for treatment of type A influenza infection in children. Phytomedicine. 2007；14：96-101.
11) 木元博史，他：インフルエンザに対するリン酸オセルタミビルと麻黄湯の併用効果―成人例での西洋薬併用との効果比較―．漢方医学．2005；29：166-9．
12) 黒木春郎，他：インフルエンザに対する洋漢統合医療の検討―第3報―．漢方免疫アレルギー．2009；19：17-25．

麻黄剤

> **コラム** **RSウイルス細気管支炎と麻黄湯**
>
> 乳児のRSウイルス（RSV）細気管支炎には，西洋医学では気管支拡張薬の吸入，6カ月齢を過ぎたら気管支拡張薬内服，ロイコトリエン受容体拮抗薬を時に使用してみるか，といったところであろう。いずれにせよ，対症療法の域は出ない。
>
> 麻黄湯はRSV感染症・細気管支炎に有効な可能性がある[1]。また，乳児期早期から使用可能である。生後6カ月未満で軽度の鼻閉のみが症状の場合，麻黄湯の適応がある。生後1～2カ月齢のRSV感染症の場合，たとえ症状は軽微な上気道炎のみであっても綿密な観察により，場合によっては入院適応となることがある。また，それ以上の月齢でまだ軽微な症状の段階で，早期投与により麻黄湯が有効なことがある。早期・軽症のうちに投与するのがよいと思われる。重症化への進展を防げる印象である。
>
> ● 文献
>
> 1) 岡部信彦, 他：麻黄湯のRSウイルスに及ぼす影響について．和漢医薬学会誌. 1986;3(3):364-5.

**麻黄湯の処方推移からみるインフルエンザ治療における漢方薬の認知**

インフルエンザ治療に対する漢方薬の認知に関連して，麻黄湯使用量の推移を図1[1)]に示す。麻黄湯使用量は最近10年ほどで徐々に増加している。特に2009年に急増がみられる。これは，当時の新型インフルエンザであったA（H1N1）pdm09の流行と相関する。このことをもってしても，麻黄湯がインフルエンザ治療の選択肢のひとつとして認知されてきたことがわかる。

比較のために葛根湯の処方量も示す（図1）。葛根湯はインフルエンザに限って処方されるものではなく，処方量はこの10年ほど漸増しているが，2009年での急激な増加はみられない。

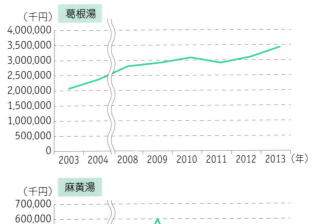
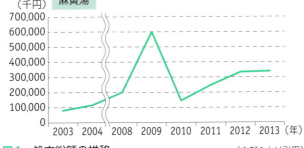

**図1** 処方総額の推移 （文献1より引用）

● 文献

1) 黒木春郎：小児と感染症─この10年間のアップデート　この10年間の変化　外来における感染症の治療．小児科．2016；57(6)：599-607．

各論

## 1 麻黄剤

# 葛根湯 かっこんとう

**標的症状**
- 発熱
- 筋肉痛
- 肩こり
- 倦怠

**対象**
- 急性上気道炎
- 鼻炎

**処方例**
- 12歳男児。昨日より37℃台の発熱，首がこる，ややだるい，経口摂取はよい
  ➡ 葛根湯5g/日，分2で3～5日間
- 41歳女性。児の付き添いで来院したが，児と同様の上気道炎症状により受診。発熱37℃台，首と肩の凝り，ややだるい，経口摂取は通常通り
  ➡ 葛根湯7.5g/日，分3で3～5日間

**ポイント**
- 比較的軽症のウイルス性上気道炎に用いる。
- ウイルス感染に伴う肩こり，筋肉痛に有効である。
- 微熱程度のときに用いる。
- 発汗前，初期のウイルス性上気道炎

## 1 はじめに

「風邪に漢方，葛根湯」はよく知られている。かの大塚敬節（よしのり）先生の言と言われている。漢方の役割を端的に表した言葉である。葛根湯は漢方の代表的薬剤として知られている。使用しやすく，その範囲も広い漢方である。年長児から成人に使用する機会が多い。

## 2 歴史的には

前項にて先述したように，1918年，スペイン風邪の世界的流行時，漢方医・木村博昭（1866〜1931）は「これに用いられた漢方は，初期にて，悪寒戦慄のあるものには，葛根湯を温服せしめて発汗させて，邪気を除く……」と記録している[1]。ここで「葛根湯と温服」が注目するべき記載である。当時のインフルエンザに有効であったことと，温服すなわち，温めて内服するのであるが（当時は煎じ薬）体を中から温める治療が有効であった。麻黄系薬剤はこの温服が原則である。エキス剤も温かいお湯で溶いて飲むのが本来であろう（小児には内服しやすさが優先するが）。

## 3 作用機序

葛根湯の作用機序として，白木による研究がよく知られている[2]。マウスをインフルエンザウイルスに感染させると肺炎により死亡する。感染後に葛根湯を投与する群と，非投与群を比較すると，投与群において生存率が高まった。このとき，IL-1α抑制，IL-12産生，Th1応答の誘導がみられ，過剰なサイトカイン産生抑制が予後を良好にしたと考えられた。インフルエンザウイルス非感染マウ

麻黄剤

スでは，葛根湯投与によるサイトカイン変動は起こらない。すなわち，葛根湯がウイルス感染宿主の免疫を増強させることで，サイトカイン調節に関与していることが考察される。漢方薬の作用機序を考える上で，興味深い。

## 4 葛根湯の位置づけ

麻黄湯と同様にウイルス感染による急性上気道炎が主たる適応である。麻黄湯との使い分けを図1に示す。臨床的感覚としては，軽症なら葛根湯，高熱でだるさが著明なら麻黄湯を選ぶ。ウイルス性上気道炎の際に，その感染により産生される何らかのサイトカインが作用して肩こり，筋肉痛になるとされる。肩こり，筋肉痛には葛根湯が有効である。

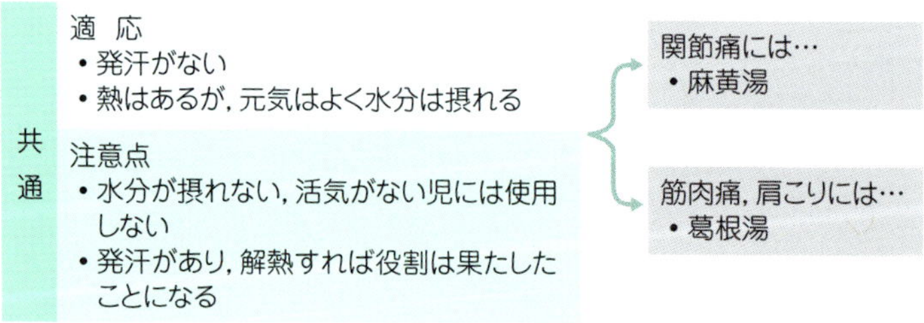

共通
適応
- 発汗がない
- 熱はあるが，元気はよく水分は摂れる

注意点
- 水分が摂れない，活気がない児には使用しない
- 発汗があり，解熱すれば役割は果たしたことになる

関節痛には…
- 麻黄湯

筋肉痛，肩こりには…
- 葛根湯

図1 感冒初期の漢方薬：麻黄湯と葛根湯

## 5 倍量処方は有効か

急性発熱性疾患の急性期に麻黄系薬剤を倍量内服する方法が時に報告される。筆者は通常の外来診療ではそれは行わない。麻黄剤はその切れの良さは実感するが，「体を温める薬剤」であり，負担もある。

東アジア伝統医学の中でも温服と冷服の論争の歴史がある。治療に際して体を温めるか冷やすか，である。インフルエンザに対する麻黄湯は温服である。一方，銀翹散(ぎんぎょうさん)は冷服である。これは中医学の薬剤であり，市販されている。実証（体格が良く血色良好の人）には冷服が良い場合もある。また，過剰な温服がかえって予後を悪化させることもある。筆者の知人が，ある研究会の前日に急性上気道炎となり，のどが痛く，鼻汁，咳，微熱が出て，だるくなった。彼は葛根湯を倍量内服して眠りについた。しかし，目がさえてまったく眠れなかったという。幸い上気道炎は軽快したが，倍量内服すれば効果も倍となるものではない。麻黄剤に含まれるephedrineを考えても，むやみな増量は避けるべきである。

　なお，通常量でも動悸，興奮，不眠をきたすことがある。これは要するに「証」の不一致と考える。そのときのその状態には適合していなかったわけである。その場合は，急性上気道炎など急性ウイルス感染症であれば，麻黄剤ではなく，柴胡桂枝湯など柴胡剤（☞**71頁～**）が適応であろう。

### 事例1　14歳男児　微熱，鼻汁，咳など

　昨日から微熱，鼻汁，乾性咳嗽，頭痛と咽頭痛を訴える。咽頭はやや発赤，A群溶連菌感染は除外された。肩を触れると硬く，肩甲骨周囲の筋肉も硬い。

　葛根湯5g／日を分2，桔梗石膏6g／日を分3で内服開始。翌日には発汗し解熱した。

### 事例2　40歳女性　肩こり

　児の診察に同行する家族で，いつも肩こりがある。「ちょっとした感冒」でだるくなる，肩がこると頭がぼーっとして，痛くなる。

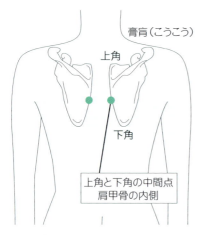

図2 「病膏肓に入る」の「膏肓」の位置

「膏肓」とは，「病膏肓に入る(やまいこうこうにいる)」※のそれである。「病膏肓に入る」とは，病気が重くなって容易に治らないこと，転じて，病みつきになることを言う。
「膏」は心臓の下の部分，「肓」は横隔膜の下の部分で，ともに体内の深く隠れた部位であり，治療の鍼が届かないところである。「こうもう」と読むのは，「肓」を「盲」と混同した誤読である。

※『春秋左氏伝・成公十年』に由来する。
晋の景公が病気になり夢を見た。病気の精が2人の子供になり，名医が来るから膏と肓の間に逃げようと言っていた。秦から呼ばれた医師は「病は膏と肓の間にあり，治療は届きません」と言った。景公はその医師を良医と言った。（岩波新漢語辞典第二版，広辞苑第五版，字通を参照）

　肩甲骨周囲の「膏肓のツボ」(図2)を押すと反応著明。葛根湯が著効する。手持ちにしておいてもよいとのことであった。

● 文献 ●

1) 高橋道史：浅田流漢方診療の実際．医道の日本社．1977．
2) 白木公康：現代西洋医学からみた東洋医学(5)インフルエンザ治療のための漢方薬の作用機構─葛根湯の作用機序．医学のあゆみ．2002；202(6・7)：414-8．

## 1 麻黄剤

# その他の麻黄剤

主な麻黄剤には既に述べた麻黄湯，葛根湯があるが，ここでは臨床でよく使用する前記2剤以外の麻黄剤を紹介する。

### 1 越婢加朮湯 えっぴかじゅつとう

**標的症状**
- 鼻閉
- 鼻汁
- 眼球結膜瘙痒

**対象**
- アレルギー性鼻炎
- アレルギー性結膜炎
- 他剤での反応が不良の難治例に有効

**処方例**
- 8歳男児。アレルギーによる鼻閉，鼻汁
  ➡ 越婢加朮湯2.5〜5g／日，分2を7日間，増悪時に内服

**ポイント**
- 難治性のアレルギー性鼻炎に使用する。
- 頑固な鼻閉に有効
- アレルギー性結膜炎にも有効

麻黄の含有量が多く，アレルギー性鼻炎での頑固な鼻閉，アレルギー性結膜炎の瘙痒に著効する。アレルギー性鼻炎で鼻閉にまで至っているとき，そして抗ヒスタミン薬もロイコトリエン受容体拮抗薬（leukotriene receptor antagonist：LTRA）も使用しており，ステロイド点鼻も併用している場合，投薬治療として通常，次の手段はない。pseudoephedrineと抗ヒスタミン薬の合剤は有効であるが，12歳以上でないと使用できない。

　一方，越婢加朮湯は小児でもけっこう内服できる。著効するので評判も良い。筆者は比較的好んで用いている。増悪時に2週間程度内服するのがよいと思われる。

　なお，鼻炎が遷延し副鼻腔炎にまで進展，さらに慢性化している場合は，排膿散及湯（☞**153頁**）が有効である。また，頑固な鼻閉には荊芥連翹湯（☞**155頁**）である。この3剤に精通していると鼻炎・副鼻腔炎に関して臨床の幅はかなり広がる。

### 事例1　8歳男児　アレルギー性鼻炎，アレルギー性結膜炎による鼻閉，鼻汁が著明

　最近になり眼のかゆみも出ている。周囲に雑草が多いが，通学路であり抗原曝露を避けられない。抗ヒスタミン薬，LTRAを内服しており，ステロイド点鼻も長期投与されている。抗ヒスタミン薬点眼も併用している。

　越婢加朮湯2.5〜5g／日を分2で7日間，増悪時に内服した。

## 2 小青竜湯 しょうせいりゅうとう

**標的症状**
- 水様性鼻汁
- 漿液性の痰

**対象**
- アレルギー性鼻炎
- 急性気管支炎
- 鼻炎

**処方例**
- 15歳女児。幼児期からの難治性喘息
  ➡ 吸入ステロイド，LTRAと併用し，小青竜湯を主にして増悪時には7.5g/日を分3，安定時は2.5g/日を分1

**ポイント**
- 喘息，アレルギー性鼻炎に使用
- 酸味で飲みにくいことがあるが，嫌がらない人には有効
- 気道が「水っぽい」時に使用するイメージ

麻黄剤

　これも代表的な麻黄剤である。酸味があり，飲みにくいのが難点だが，小青竜湯を好む患者さんはいる。この方剤の使い方のイメージとしては，「水っぽい」鼻汁と痰といえる。水様性鼻汁，湿性咳嗽（痰は漿液性）の場合，β受容体刺激薬に反応が悪い場合などに適応となる。味に違和感のない患者さんには有効なようである。

### 事例2　15歳女児　難治性喘息

　ステロイド吸入は最大量，LTRA，テオフィリン製剤も使用，いずれも著効した印象はない。小青竜湯は有効で，本人もこの漢方薬を好む。本人はあまり酸味を感じない。結局，小青竜湯を主として，吸入ステロイドは減薬，LTRAは卒薬した。小青竜湯は増悪時は7.5g/日を分3，安定時は2.5g/日を分1で内服継続。

## 3 麻杏甘石湯 まきょうかんせきとう

**標的症状**
- 咳嗽（湿性，乾性）
- 咳発作

**対象**
- 急性気管支炎
- 喘息発作

**処方例**
- 12歳。3日前から乾性咳嗽。当初微熱，受診前夜に咳き込み睡眠障害。アレルギー体質はない。
  ➡ 麻杏甘石湯5g/日を分2，5日間

**ポイント**
- 湿性咳嗽に使用
- 乾性咳嗽による咳込みにも有効
- ウイルス性気管支炎には使用したい。

　湿性咳嗽，乾性咳嗽で咳き込む場合に使用。特に乾性咳嗽の際，β受容体刺激薬の気管支拡張薬はそれほど効果的ではないので（有効な場合もあるが），麻杏甘石湯の適応がある。

　また，筆者はウイルス感染による咳嗽の場合，内服可能であればまずこの漢方薬を勧めている。ウイルス感染には，その免疫増強作用を期待して，やはり漢方薬を第一選択としたい。

## 4 五虎湯 ごことう

**標的症状**
- 湿性咳嗽
- せき込み

**対象**
- 急性気管支炎
- 喘息発作

**処方例**
- 12歳。3日前からの湿性咳嗽。痰を出し，咳で覚醒
  ➡五虎湯（オースギエキス錠®）6錠／日，分2を5日間

**ポイント**
- 痰がらみの咳（湿性咳嗽）
- 咳込み
- ウイルス性気管支炎

　麻杏甘石湯に桑白皮を加えたもの。麻杏甘石湯とほぼ同様の使い方であるが，桑白皮の利水，抗浮腫作用を考えると湿性咳嗽に向いているといえよう。錠剤もあるので，処方範囲は広がる。

麻黄剤

## 5 麻黄附子細辛湯 まおうぶしさいしんとう

**標的症状**
- 微熱
- 上気道症状
- 倦怠感

**対象**
- 虚証向け
- 高齢者の急性上気道炎
- インフルエンザ

**処方例**
- 45歳。やや顔色は不良，易疲労，咽頭痛，乾性咳嗽
  ➡ 以前に葛根湯，麻黄湯内服で苛立ちがあった。麻黄附子細辛湯を7.5g/日，分3を4〜5日間

**ポイント**
- 高齢者のウイルス性上気道炎，ウイルス性気管支炎
- 虚証が対象
- 日頃「冷え」がある人のウイルス感染にも使用可能

　虚証向けの麻黄剤である。高齢者で，例えばインフルエンザでも高熱が出ない場合，日頃からやややせ形で顔色不良な成人の場合や，通常のウイルス性上気道炎の場合などにも使用できる。麻黄附子細辛湯証の人が麻黄湯を内服すると，動悸，苛立ちがみられる。逆に麻黄湯でそうした症状が出た場合，麻黄附子細辛湯を考慮する。高齢者に使用した場合，麻黄による尿閉が稀に起こりうる。

### コラム　虚証の見分け方

　虚証は，線が細い，食欲がない，冷えがある，などの特徴を列挙できる。一方，高齢であることも挙げられる。高齢になると寒がりになる。また，若年者でも術後は寒がりになる。これは経験例を記載した（☞ **107頁コラム**）。さらに，アレルギー体質の人は虚証と見立ててよさそうである。

## 2 柴胡剤

# 柴胡桂枝湯 さいこけいしとう

**標的症状**
- 急性上気道炎の発症2～3日後
- アデノウイルス咽頭扁桃炎
- インフルエンザの急性から亜急性期
- 易感冒（反復性気道感染）
- 反復性扁桃炎（PFAPA症候群を含む）
- IgA血管炎

**対象**
- 急性感染症の初期を過ぎたとき
- アレルギーの関与する疾患

**処方例**
- 4歳。発熱，咽頭扁桃炎症
  ➡ 柴胡桂枝湯2.5g／日，分2を5日間
- 12歳。2日前にインフルエンザ診断，解熱なし
  ➡ 柴胡桂枝湯5g／日，分2を3～4日間
- 7歳。扁桃炎の反復。白苔付着。高熱
  ➡ 柴胡桂枝湯2.5g／日，分2を5日間

**ポイント**
- 感染からアレルギーの関与する病態まで幅広く使える。

漢方薬の中心的方剤のひとつが柴胡剤である。柴胡はその構成成分のサイコサポニンにステロイド様の抗炎症作用があると言われる。感染症，アレルギー性疾患などに使用されてきた。

特に柴胡桂枝湯は漢方薬の中でも不思議な方剤である。感染症にも，アレルギーの関与して「いそうな」病態にも使用できる。感染症には急性期～亜急性期に対応可能である。証も，やや実証～やや虚証までに対応可能である。また，気道疾患が主な対象であるが，胃腸炎関連にも使用できる。幅広い適応を有する漢方薬である。いわば「抗炎症作用を弱めた内服ステロイド」のようなイメージであろう。

柴胡剤と総称される方剤群がある。柴胡を含有する方剤であり，麻黄剤と比して感染症の亜急性期，ないし比較的軽微な疾患に使用する。小柴胡湯（☞**78頁**）がその代表であり，小柴胡湯の適応として『傷寒論』には，「寒熱往来」（寒気と熱気が交互に繰り返すこと），胸脇部の張り，食欲不振，悪心・嘔吐，目が眩むことなどが挙げられている。その小柴胡湯に桂枝湯を加えたものが，柴胡桂枝湯である。穏やかな働きを持つ漢方薬である。

## 1 急性熱性疾患に対して

### (1) アデノウイルス咽頭扁桃炎

通常は自然経過を待ち，5日程度発熱が続く。柴胡桂枝湯投与により発熱は3日程度でおさまる。この際に「通常は経過観察のみの疾患であり，解熱まで5日くらいかかる。この漢方薬を使用すると3日程度で解熱する」とあらかじめ見通しと漢方薬の効果を，患児と保護者に伝えておくのがよい。

**事例1** 4歳　発熱1日目，咽頭扁桃の発赤著明

本人は元気であるが，咽頭拭い液による迅速診断でアデノウイルス抗原陽性。

柴胡桂枝湯2.5g/日を分2で5日間処方。

## (2) インフルエンザ

インフルエンザの初期，発汗がまだない時期には，証が一致すれば麻黄湯の適応である。しかし，急性期をやや過ぎている例，すでに発汗がある例，何らかの理由で麻黄剤を使用しにくい例では柴胡桂枝湯が有効である。時に急性期でも有効なことを経験する。

**事例2** 12歳　インフルエンザと診断，発汗あるが解熱なし

2日前にインフルエンザの診断を受けた。発汗はあるが，いまだ解熱しておらず，倦怠感あり。

急性期は過ぎており，麻黄湯の適応ではないと考えた。二次感染の評価を行い，漢方薬は柴胡桂枝湯を選択。5g/日を分2で3～4日間処方。

## 2 感染・炎症予防

### (1) 易感冒（反復性気道感染）

集団保育の児に，月1回以上の頻度で「風邪をひく」児を見かける（風邪ないし感冒の定義はウイルス性上気道炎とする）。同じ集団保育間環境でも，他の児と比して「風邪をひく」頻度が明らかに高い。こうした「易感冒」に関しては，臨床研究の蓄積もあり，ある程度の素因が関与するとされる。

また，「易感冒」の子どもの背景には多くはアレルギー性鼻炎があ

ると考察される。久保[1]によれば，「易感冒」の主たる原因はアレルギー体質であり，アレルギー性鼻炎ないし喘息の前段階とされる[2]。

実際に"口を開けて息をしている"子どもは集団保育の中で「風邪をひきやすい」こと，そしてその時しばしば湿性咳嗽を伴うことはよく経験する。そうした児には，ロイコトリエン受容体拮抗薬（leukotriene receptor antagonist：LTRA）の投与で上気道炎の反復を減少させることが可能であるが，柴胡桂枝湯長期投与でも十分に有効である。その場合，通常治療量の1/3～1/2でよい。

ちなみに，前出の久保は，様々な研究対象の中から日常診療で最も頻回に遭遇し，実際の臨床で解決困難な課題の多い「感冒」をその臨床研究の対象とした。その中で，「感冒」と「易感冒」の相違，さらにその喘息との関連を体系付けている。この知見は現在も有効である。

### (2) 反復性扁桃炎ないしPFAPA症候群（アフタ性口内炎を伴う周期性発熱）

反復性扁桃炎（Periodic Fever with Aphtous Pharingitis and Adenitis：PFAPA症候群も含めて）は扁桃炎を伴い高熱を繰り返す疾患である。月に1回程度4～5日の発熱が続くことが多い。起炎菌は証明されず，抗菌薬投与は無効である。多くの例では就学前に発熱のエピソードは見られなくなる。西洋医学の範疇では，解熱剤と経過観察のみで対応する。こうした患者さんに柴胡桂枝湯を使用すると，通常は5日くらい続く発熱が2～3日程度でおさまり，発熱の程度も軽くなる。

**事例3**　7歳　月1回程度の頻度で扁桃炎を反復

起炎菌は検出されない。扁桃は発赤が著明，白苔が付着。高熱でやや倦怠感あり。

血液検査上，WBC，CRPは高値である。抗菌薬投与に反応しな

い。反復性扁桃炎と考え，柴胡桂枝湯2.5g/日を分2で5日間処方。急性期は3日程度でおさまる。

　また，引き続き，通常量の1/2～1/3程度の柴胡桂枝湯を連日服用すると，反復性の発熱は頻度も程度も著明に減少する。柴胡桂枝湯長期投与により増悪の予防が可能である。急性期はあたかもステロイド投与に似る反応である。ステロイド投与と異なり，長期投与により発熱反復の予防が可能であることが大きな優位点である。

### (3) 重度心身障害児の反復感染対策

　重度心身障害児の反復する気道感染・炎症に柴胡桂枝湯は有効である。こうした児の多くは嚥下障害，胃食道逆流を合併しており，誤飲（あるいはmicro-aspiration）による下気道炎を反復しうる。柴胡桂枝湯内服により，下気道炎反復の頻度は減少，各エピソードも軽微になる。担当医，患児，保護者とも効果を実感できるまで3カ月以上はまず使用してみたい。

　筆者らは以前に上気道炎を主訴に3カ月以上受診した6名（年齢：2～10歳，性別：男児5名，女児1名，基礎疾患：脳性麻痺など）の児で，柴胡桂枝湯を3カ月以上服用した例を対象に，有症状時での来院回数を比較した（2004年9月26日，第25回日本小児東洋医学会シンポジウムにて発表）。表1に結果を示す。ほぼ全例で有症状時での来院回数の減少がみられた。また，典型例を図1・2に示す。症例1（図1）は筋ジストロフィーの基礎疾患があり，嚥下障害を合併している。症例2（図2）も先天性の神経疾患であり，嚥下障害，胃食道逆流の合併があり，筆者の担当前までは下気道感染症を反復していた。いずれの例も柴胡桂枝湯投与により下気道炎の頻度は著明に減少した。

柴胡剤

**表1** 上気道炎への柴胡桂枝湯投与

| 症　例 | 1 | 2 | 3 | 4 | 5 | 6 |
|---|---|---|---|---|---|---|
| 服用前 | 3.63 | 0.60 | 3.78 | 2.33 | 0.86 | 2.00 |
| 服用後 | 1.67 | 0.27 | 2.33 | 1.33 | 2.00 | 1.75 |

(回／月)

柴胡桂枝湯服用後，有症状での受診回数は，各症例で有意に減少した（$p = 0.017$）。

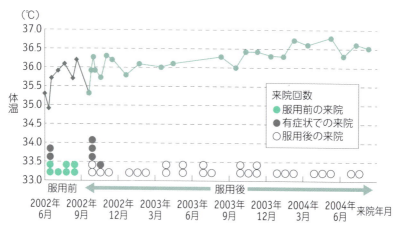

**図1** 症例1（筋ジストロフィーに嚥下障害を合併）

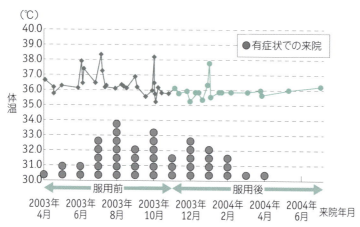

**図2** 症例2（先天性神経疾患に嚥下障害，胃食道逆流の合併）

## 3 その他の疾患への抗炎症作用

### (1) IgA血管炎

　この疾患も西洋医学ではなすすべがないと言ってよい。腎合併症発症であれば，その対応を行うが，他には経過観察のみである。漢方では柴苓湯，柴胡桂枝湯が使用される。初期から柴苓湯の開始が腎合併症の予後を良好にさせる印象もある。また，初期に柴胡桂枝湯を開始して良好な経過をたどる例はよく聞く。

## 4 副反応としての精神症状

　柴胡桂枝湯内服で精神症状を合併することが時にある。悪夢が多い。筆者も時に経験する。その患者さんの柴胡桂枝湯に対する感受性による印象である。一度精神症状を合併した例は，その後も同様の反応を示す。その場合，投与は不可である。

柴胡剤

● 文献 ●

1) 久保政次, 編：新しい考え方による小児気道疾患の日常診療. 南山堂, 1981.
2) 黒木春郎：プライマリケアで診る小児感染症7講. 中外医学社, 2015, p83.

● 参考文献 ●

▶ 吉田政己：日常診療に活かす小児の漢方　柴胡桂枝湯. 小児科診療. 2014；77(8)：1023-8.
▶ 秋葉哲生, 他：柴胡桂枝湯長期服用による易感冒児の改善効果について. 日東洋医誌. 1991；41(3)：35-41.

## 2 柴胡剤

# 小柴胡湯・小柴胡湯加桔梗石膏
しょうさいことう　　　しょうさいことうかききょうせっこう

## 1 小柴胡湯

**標的症状**
- 咽頭痛
- 乾性咳嗽
- 倦怠感
- 微熱

**対象**
- 急性上気道炎
- ムンプス

**処方例**
- 7歳。両側耳下腺腫脹，発熱
  ➡ 小柴胡湯5g/日，分2を5日間
- 12歳。発熱，咽頭痛
  ➡ 小柴胡湯5g/日，分2を4日間

**ポイント**
- ウイルス性上気道炎，感染症の亜急性期に有効

『傷寒論』の中では，急性熱性疾患の進行に従って，太陽期 → 陽明期 → 少陽期と位置づける。そのうち少陽期，すなわち亜急性期に適応となるのが小柴胡湯である。『傷寒論』では症状として，「寒熱往来」（寒気と熱気が交互に繰り返すこと），胸脇部の張り，食欲不振，悪心・嘔吐，目が眩むことなどを挙げている。「少陽の病たる，口苦く，咽乾き，目眩（めくるめく）なり」である。「風邪をこじらせた」感覚である。

　柴胡剤は上気道炎のみならず，消化器症状（嘔気や下痢）にも使用できる。小柴胡湯の使用法として，「小児の感染予防」[1]，「元気のある子どもの感染予防，便秘，肛門周囲膿瘍」[2]，「ムンプスの耳下腺腫脹が消退しがたいもの」[3]，「遷延したかぜ症候群患者」[4]などが挙げられている。さらに，「川崎病への使用経験」[5]も記載されており興味深い。

　小柴胡湯と各柴胡剤の関連は**表1**の通りである。

**表1**　小柴胡湯と各柴胡剤の関連

| |
|---|
| 柴胡桂枝湯＝小柴胡湯＋桂枝湯 |
| 柴苓湯＝小柴胡湯＋五苓散 |
| 柴朴湯＝小柴胡湯＋半夏厚朴湯 |

　桂枝湯は軽症上気道炎に使用する方剤である。柴胡剤は消化器症状，精神症状まで幅広く対応できることがわかる。小柴胡湯はその代表であり，ウイルス性上気道炎，ウイルス感染症の亜急性期に使用できると考えればよい。

　なお，柴胡剤の副反応に「悪夢」がある。これは柴胡剤の精神神経作用によるものである。不快感の残る副反応である。この症状が出た場合，その患者さんには柴胡剤は投与しない。

柴胡剤

**事例1**　7歳　前日より両側耳下腺の腫脹，37℃台の発熱

ムンプスワクチンは未接種。

流行性耳下腺炎と診断。小柴胡湯5g/日，分2でまず経過を見る。5日程度で耳下腺腫脹は消退。

**事例2**　12歳　4〜5日前から37℃台の発熱，倦怠感，咽頭痛

前医で抗菌薬，抗ヒスタミン薬，解熱剤などの投与。咽頭はやや発赤。

細菌感染は否定的でウイルス性上気道炎の遷延と考え，小柴胡湯5g/日，分2で4日間。急速に解熱，倦怠感はおさまった。

## 2　小柴胡湯加桔梗石膏

**標的症状**
- 咽頭痛

**対象**
- 急性上気道炎
- ヘルパンギーナ
- 手足口病

**処方例**
- 2歳。発熱，咽頭に粘膜疹
  ➡ 小柴胡湯加桔梗石膏2.5g/日，分2を4日間
- 15歳。発熱，倦怠感，筋肉痛，咽頭痛
  ➡ 麻黄湯5g/日，分2で5日間で開始後，状況を見て小柴胡湯加桔梗石膏に切り替え

**ポイント**
- 「ノドチクの風邪」に効く

桔梗石膏という方剤があるが，小柴胡湯に桔梗石膏を加えたものが小柴胡湯加桔梗石膏である。これは咽頭痛，咽頭発赤などの「ノドチクの風邪」(提唱者：大塚敬節)，つまりウイルス性咽頭炎に使用する。桔梗石膏は「冷やす」方剤のため，咽頭発赤を冷やして軽快させる。ヘルパンギーナ，手足口病にも使用する。

### 事例3　2歳　前日より37℃台の発熱，食事を嫌がる

診察時，咽頭に粘膜疹を認める。ヘルパンギーナと診断。

小柴胡湯加桔梗石膏2.5g/日，分2で4日間処方。漢方を飲めれば楽になった印象。

### 事例4　15歳　発熱，倦怠感，筋肉痛，咽頭痛，水分摂取可能

日頃は体力，食欲もあり，風邪はあまりひかない。発熱当初，発汗はなかった。

ウイルス性上気道炎と診断。麻黄湯5gで開始。翌日発汗，解熱。2日目，ややだるさが残る。口の中の苦い感覚が出てきた。小柴胡湯加桔梗石膏を開始，内服翌日にはほぼ軽快した。

● 文献

1) 松田邦夫：症例による漢方治療の実際. 創元社, 1992, p50.
2) 坂崎ひろみ，他：フローチャートこども漢方薬―びっくり・おいしい飲ませ方―. 新興医学出版社, 2017, p104.
3) 秋葉哲生：活用自在の処方解説―広い応用をめざした漢方製剤の活用法. ライフサイエンス, 2009, p222.
4) 加地正郎，他：TJ-9ツムラ小柴胡湯の感冒に対するPlacebo対照二重盲検群間比較試験. 臨牀と研究. 2001；78(12)：2252-68.
5) 松田邦夫：症例による漢方治療の実際. 創元社, 1992, p244.

## 2 柴胡剤

# 柴胡加竜骨牡蛎湯, 桂枝加竜骨牡蛎湯
さいこかりゅうこつぼれいとう　　けいしかりゅうこつぼれいとう

**標的症状**
- 不随意運動

**対象**
- 痙攣, チック, 不随意運動
- うつ状態

**処方例**
- 8歳男児, 30kg。瞬き頻回, 乾性咳嗽
  ➡ 柴胡加竜骨牡蛎湯5g/日, 分2を6カ月
- 14歳女性。若年ミオクロニーてんかんによる上肢の不随意運動
  ➡ 柴胡加竜骨牡蛎湯5g/日, 分2を4週間以上

**ポイント**
- 柴胡加竜骨牡蛎湯は実証に用いる。
- 桂枝加竜骨牡蛎湯は虚証に用いる。

この2剤の名称内にある「竜骨」とは象，サイ，馬，牛，鹿，イノシシなど大型哺乳類の骨の化石を指す。恐竜の化石も含まれているとも言われるが，詳細は不明である。牡蛎はカキの貝殻を焼成，粉砕したものである。これらが生薬として使用されていることは東アジア伝統医学・漢方の広がりと深さを思わせる。

## 1 不随意運動，難治性神経疾患に柴胡加竜骨牡蛎湯

### (1) チック

　チックは不随意運動である。病態として大脳辺縁系の機能異常，ドパミン，セロトニンなど神経伝達物質の異常が考えられている。薬物療法では抗痙攣薬やアリピプラゾール（エビリファイ®）などが候補に挙げられるが，著効することは少なく，その副反応を考慮すると投薬適応は厳しくなるであろう。

　柴胡加竜骨牡蛎湯はチックに有効である。症状を完全に消失させることはなくとも，軽快することはよくある。副反応もあまり心配することがなく，使用しやすい。

　なお，チックは心因性反応ではない。心理的負荷の際に増悪するので，あたかも心因反応のように見えることもあるが，異なる病態である。心因という視点ではなく，不随意運動としてとらえる必要がある。いたずらに心因を探るカウンセリングは不要・有害である[1]。カウンセリングとして児の成育歴，家庭環境，家族内の人間関係を詳細に問いただす場合をみるが，児や家族にとって心理的外傷とも言うべき出来事をあえて掘り出すことは安易に行うべきではない。そのことによる障害も起こりうる。神経疾患としてのチック（tourette症候群）に関して，啓発活動も行われている[2]。

**事例1** 8歳男児，30kg 瞬き頻回，乾性咳嗽

　幼児期にも時に瞬きが出ることがあったが，それほど気にはならなかった。半年ほど前から瞬きが頻回になっていた。特に学校でのイベント前に頻回になる。最近は乾性咳嗽が目立つようになってきた。授業中にも咳が出るので，周囲の児童からうるさいと言われていた。3カ月前に学校のスクールカウンセラーに相談した。咳のことは指摘しないで，そのまま経過を見ることと助言を受けた。さらに，何か嫌なことがあったかどうか，最近の心理的な負担はないか聞かれた。以前の嫌なことを聞かれることが児にも母にも負担になり，その後相談に行くことはやめた。咳込みは睡眠中にはみられない。それまでの性格は闊達なほうだが，咳を指摘されることが気になっている様子。体力はある。あまり風邪もひかない。咳がうるさいと言われるが，学校に行くことを嫌がるわけではない。ごく最近は周りの子どもも何も言わなくなってきた。子ども同士の友人関係は悪くはない。

　当院ではチックと診断し，心因によるものではないことと精神的負担により増悪することはよくみられることを話す。受容的対応を話し，柴胡加竜骨牡蛎湯5g/日，分2を処方。これを飲めば咳が良くなると児と保護者に言い聞かせ，内服を開始。2週間後に内服可能であることを確認。1カ月後に咳は目立たなくなった。3カ月後にはほとんど消失。6カ月程度は続けること，何かイベントがあるとき，学年の変わるときには内服をしておくことなどを提案した。

## (2) 若年ミオクロニーてんかん

　若年ミオクロニーてんかん (juvenile myoclonic epilepsy : JME) は思春期早期に発症するミオクロニー発作である。両側性ミオクロニー筋収縮をきたし，起床時によくみられる。思春期のてん

かんでは頻度が高いものである。症状遷延例もあり，柴胡加竜骨牡蛎湯を選択肢に入れると治療の幅は広がる。ほか，難治性痙攣に本剤が有効であった例が報告されている[3)4)]。

### 事例2　14歳女性　若年ミオクロニーてんかんによる上肢の不随意運動

若年ミオクロニーてんかんを10歳で発症。既に前医で精査し，上記と診断されている。起床時に10数回上肢の不随意運動が起こる。意識減損はない。当初，全般強直間代発作を合併したが，抗てんかん薬バルプロ酸ナトリウム（VPA）を内服して制御されている。ミオクローヌスは完全に消失はしていない。

柴胡加竜骨牡蛎湯5g／日，分2を開始。4週間程度でミオクローヌスの頻度は減少。その後も完全に消失はしないが，以前より楽になったとして継続。

ここに記した以外の難治性けいれん，不随意運動にも効果は期待できる。大きな副作用もない方剤であり，試してみてよいだろう。

## 2　その他の柴胡加竜骨牡蛎湯・桂枝加竜骨牡蛎湯の使用例

その他の柴胡加竜骨牡蛎湯と桂枝加竜骨牡蛎湯の使用例を，松田邦夫先生の著書[5)]から紹介する（番号は同著書内の症例番号を示す）。

### (1) 柴胡加竜骨牡蛎湯使用例

119：不安神経症の会社員，42歳。生来苦労性，車に乗ると息が苦しくなる。腹診：胸脇苦満（両側の肋骨弓の下部を押すと，圧痛・抵抗を認める），臍上に大動脈拍動の亢進として加療。

130：うつ病。上と同様の腹診所見であり，実証のうつ状態，不安状態と診断。

上記2例とも一進一退しながら軽快したと言う。腹診はある程度の年長児，成人であれば所見を取るのがよいであろう。

ここで挙げられている柴胡加竜骨牡蛎湯の腹診はわかりやすい。松田先生は「神経症では一直線に改善することは少ない。効かないから薬を変えてくれと患者が言っても患者のペースに巻き込まれないようにする」と書かれている。至言だと思う。マニュアル化された患者対応からは出てこない言葉である。

### (2) 桂枝加竜骨牡蛎湯使用例

桂枝加竜骨牡蠣湯は柴胡加竜骨牡蛎湯に比して虚証例に適応がある。

125：神経質で，いらいらしている46歳男性。不安が強く，生気がない。腹部膨満，胸脇苦満はない。臍上に大動脈拍動の亢進がみられる。

● 文献

1) 宮崎雅仁：脳科学から学ぶ発達障害―小児プライマリケア／特別支援教育に携わる人のために．医学書院，2012，p76．
2) NPO法人日本トゥレット協会
 [http://tourette-japan.org/]
3) 栗原栄二：小児てんかんに関する柴胡加竜骨牡蛎湯の有効性についての検討 その2．脳と発達．2014；46(Suppl)：S294．
4) 栗原栄二：柴胡加竜骨牡蛎湯が著効した頭部前屈発作の1例．脳と発達．2012；44(2)：155．
5) 松田邦夫：症例による漢方治療の実際．創元社，1992，p159，174．

## 3 水毒

# 五苓散 ごれいさん

**標的症状**
- 嘔気
- 倦怠

**対象**
- 急性胃腸炎
- 気圧低下に伴う諸症状（頭痛，倦怠感など）

**処方例**
- 3歳。嘔吐，急性胃腸炎
  ➡ 内服可能の場合，単シロップで溶いた五苓散1包を外来の場で内服（五苓散1包：単シロップ2mL，五苓散1g：単シロップ1mLが目安）。家庭では1包，分2で3日間程度
  内服困難の場合，坐薬を使用
- 15歳。低気圧接近時に拍動性頭痛，前兆あり
  ➡ 五苓散2包。天気の崩れを感じたら内服開始。天候・体調回復まで継続

**ポイント**
- 嘔気・嘔吐の際に使用する。即効性あり（急性胃腸炎ないし急性上気道炎による症状であることを確認の上使用する）
- 気圧変動に伴う不調には，1〜2週間内服してもよい。

「季節の変わり目にだるくなる。何となく調子が悪い」という患者さんの話をよく聞くと，天気が悪くなる前，雨の降る前，台風が発生しているとき（上陸前）であるということがある。喘息はその典型である。敏感な人は「天気が悪くなるのがわかる」という。また，片頭痛も天候の変化での増悪がよく知られている。

人間の身体が気候の影響を受けることは古代から研究されていた。「天人合一」という概念（東アジア伝統医学の概念で，天の動きと身体の生理の相似を表したもの）はそのことも含めていると思われる。近年では「気象医学」という領域が注目されている。これは気象と疾患の関連を研究するものであるが，これも伝統医学が現在に復権されてきたように思える。2014年，Science誌に「伝統医学と西洋医学の統合」の特集が組まれ，東アジア伝統医学の新しい展開がsystems biologyなど最新の現代生物医学と連携して進むことが記載されている。大変エキサイティングな内容である。その特集号の表紙（☞ **44頁　図7**）はまさしく天人合一を現代に示したものであろう。

さて，こうした「季節の変わり目にだるくなる」患児には五苓散が有効である。これは五苓散が微少な浮腫を解消させることによる。以下，五苓散の適応とその背景を考察する。

## 1　五苓散の適応

### (1) 慢性的な不調

前述の通り，五苓散は，慢性的にだるく，食思不振の児に有効な場合がある。そうした児は季節の変わり目，天候の変化のある時，月経時にだるくなり，食思が低下する，いわゆる「水毒」である。また，例年5～6月に体調不良を訴える児もいる。その時期に五苓散

を内服していると調子が良くなることを経験する。

以下に，筆者の経験例を提示し，五苓散有効例のイメージを共有したい。

**事例1**　8歳女児　反復性嘔吐

これまで急性上気道炎のたびに嘔気・嘔吐を反復していた。前医では「アセトン血性嘔吐症」として加療されてきたが，発熱のたびに点滴まで要することが多く，保護者の負担は大きかった。反復性嘔吐に関して代謝性疾患は除外されている。やややせ型，顔色はやや蒼白，寒がりで，食は細い。上気道炎時に加えて，気圧低下の際に不調となることが多い。

水毒の関与を考え，当院にて五苓散を投与開始。以降，嘔吐の頻度は減少，程度も軽快した。1年程度内服して長期管理は終了できる見込みである。

**事例2**　13歳女児　頭痛

拍動性で，閃光が前兆となり嘔気を伴う頭痛が週1〜2回ある。小学校高学年から持続している。頭痛が始まると半日どうしようもなくなり，寝込むことになる。気圧低下と月経時の増悪が明らかとなり，当院にて五苓散を開始した。開始以降，頭痛の頻度は不変であったが，その程度は著明に減少し，鎮痛薬を使用する頻度は減った。

片頭痛への著効例は成人でもよく経験する。基礎に五苓散を内服しておくと，事例2のように頭痛の程度が減少し，リザトリプタン（マクサルト®），スマトリプタン（イミグラン®）などの使用頻度が激減する例はよく経験する。

当院は小児科の診療所であるが，子どもの親からも相談を受ける

ことが多い。親と子は同質の体質を有していることが多く，同様の対応がけっこう有効である。

### (2) 急性胃腸炎

　五苓散は急性胃腸炎での嘔気・嘔吐，下痢に有効である。嘔気・嘔吐に対して西洋医学ではドンペリドン（ナウゼリン®）の使用程度しか方途はない。しかし，実際の臨床でウイルス性胃腸炎にナウゼリン®を有効と感じることはあるだろうか。使用して時に厄介な副反応が出てしまうくらいであり，筆者は使用しない。西洋医学の範疇では，こうした一般的疾患への対応に苦慮することが多い。

　五苓散はこの嘔気・嘔吐に著効する。この病態は局所の浮腫ないし微少な炎症ととらえられる。五苓散の利水作用により水が捌かれる，すなわち炎症が治まると考える。

　同様の機序から，脳疾患における五苓散の臨床効果も期待される。急性期脳梗塞の治療に漢方エキス剤を使用した報告がある[1]。アルガトロバン水和物に五苓散をはじめとする漢方薬を併用し，在院日数の短縮，Japan Stroke Scaleの改善がみられている。この報告を嚆矢として脳外科領域で慢性硬膜下血腫，脳腫瘍に合併した脳浮腫などに対して五苓散の使用が広まっている。

### 事例3　3歳男児，15kg　下痢，嘔吐

　下痢，嘔吐が前日よりみられた。下痢は軟便，嘔吐は2～3回/日であるが，水分摂取はやや減少。尿量減少はない。ツルゴール低下などの理学的な脱水所見は著明ではない。顔色はやや不良。

　五苓散1包（2.5g）を黒蜜で溶いたものを，看護師がゆっくりと話をしながら飲ませた。飲めたことを確認し，経口補水療法を指示。家庭で内服可能であればと，五苓散1包（2.5g）を包装のまま

処方した(家庭で分けてもらう)。その後，経口摂取可能となり，再診はなし。

### (3) その他の使い方

五苓散のその他の使い方として，乗り物酔い予防，飛行機の離着陸での耳鳴り予防が挙げられる。いずれも30分程度前に内服する。筆者は海外渡航での時差ぼけ予防に有効ではないかと思い内服してみた。効果はあったような気がするが，利尿作用が出てしまい少々難儀した。

なお，小児で発熱・食思不振で来院し，病日が早く急性上気道炎の始まりか，胃腸炎の始まりかはっきりしないとき，五苓散は投与可能である。「とりあえず五苓散」となるが，坂崎弘美氏は「処方が思いつかないとき，すべての年齢で」五苓散は適応があるとしている。実践的な至言と思う。

「怪病(かいびょう)は水の変」あるいは「怪病多痰」という言葉が東洋医学にはある。すなわち「よくわからない病気は水が溜まっていることが原因である」ということである。水毒の初期症状はさまざまである。五苓散の適応は広い。

水毒

### コラム 救急外来に五苓散を

五苓散には特に禁忌はない。胃腸炎，急性上気道炎，ケトン体上昇による嘔気・嘔吐などでも処方可能である。筆者は常々，五苓散と麻黄湯(☞**47頁**)は救急外来に常備すべきだと考えている。それにより，急性の嘔吐，急性熱性疾患の初期に迅速に対応することが可能となる。

## 2 水毒のイメージ[2)]

　　五苓散の適応を考えるには,「水毒」(水滞)のイメージをつかむことが有用である。「体が重い」「めまい」「嘔気・嘔吐」などは「水毒」の症状である。また,「季節の変わり目に調子が悪い」「気圧の変化に影響される」「月経時に不調となる」などの訴えと,その機序は共通する。これらは,身体局所の浮腫に関連している。全身の臓器,細胞での微細な浮腫も含めるといってよい。

　　水毒でみられる症状・所見としては,
　　①悪心・嘔吐,水様性下痢
　　②動悸,息切れ
　　③倦怠
　　④めまい,耳鳴り,頭重感,頭痛
　　などが挙げられる。

　　五苓散の作用機序は局所の浮腫を軽減することにあり,これは大きな意味で抗炎症作用といえる。

## 3 構成生薬と効能・効果

　　五苓散は沢瀉,茯苓,猪苓,蒼朮,桂皮［メーカーにより白朮が加わる］により構成された方剤である。保険適用(効能・効果)は口渇,尿量減少するものの次の諸症：浮腫,ネフローゼ,二日酔,急性胃腸カタル,下痢,悪心,嘔吐,めまい,胃内停水,頭痛,尿毒症,暑気あたり,糖尿病である。この幅広い効能効果も,「微小な浮腫/炎症を解消する」とイメージすると理解しやすい。

　　漢方薬の効能効果の並べ方は,西洋薬のそれとは異なる。西洋医学的視点からは,「ネフローゼ,下痢,めまいの病態のどこに関

連があるのか」，また「暑気あたりなど医学用語ではない」という違和感があるだろう．しかし，少し考えてみると，これらの諸症状には共通の病態がある可能性に気が付く．現在の西洋医学の診断体系は症状・理学的所見に規定される．これは肉眼的解剖・病理学に基礎を持つ．そして，症状という表現型を規定する病態は，直接診断に反映されない．そのために同じ病名でも病態が少し異なることが起こる［たとえば，喘息と診断されても，ロイコトリエン受容体拮抗薬(leukotriene receptor antagonist：LTRA) が著効する例とそうでない例がある］．これは現代の西洋医学の限界となり，そのため近年 precision medicine（個別医療，精密医療）といわれる分野が研究されている．東アジア伝統医学の診断体系は，現在の precision medicine の考えの先駆けである．

## 4 作用機序

　五苓散の作用は，水を捌くと表現することができる．利水作用とも言い換えられる．西洋薬の利尿作用と漢方薬の利水作用とは異なる．西洋医学の利尿薬は浮腫があればそれを軽減させるが，正常状態にも利尿作用は働き脱水をもたらす．五苓散は正常状態に投与しても脱水をきたすことはない．常に生体にとって最適な範囲に水分を調節するのが五苓散の作用である．その作用機序として，五苓散は細胞膜にあって水の調節をしているアクアポリン(aquaporin：AQP）を抑制することが明らかとなっている（図1）[3]．

　AQPとは，1992年に米国の分子生物学者ピーター・アグレ(Peter Agre）が発見した，細胞膜に存在する蛋白質である（アグレはこれに関する業績により2003年にノーベル化学賞を授与されている）．アグレは，基本的には水を通過させにくい性質を持つ細胞膜にあっ

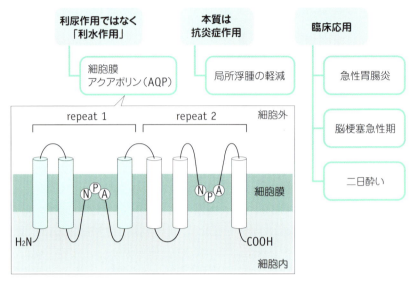

図1 五苓散の作用機序とアクアポリン　　　　　　　　　　（文献3より引用）

　て，AQPが水分子だけを選択的に透過させていることを明らかにした。生体にとって大変重要な，水の往来に関与する水チャネルが発見されたことには大きな意義がある。AQPにはAQP 0～AQP 12まで，哺乳類における13のアイソフォームが確認されている。このうち脳などに存在するAQP 4と五苓散の関係に着目した研究が行われ，AQP 4に作用した五苓散が脳浮腫を抑制する機序が明らかにされた。

　　AQPの急性炎症反応における働きを考える。血管透過性の亢進に伴い浸透圧バランスが崩れ，組織が腫大する。AQPはこの際の水の通り道となる。AQPは細胞外シグナル調節キナーゼ（ERK）のリン酸化を介して炎症応答を強める。

　　急性・慢性炎症においてAQPは重要な役割をはたしている。アフリカツメガエル卵母細胞に発現させた各AQPの水透過性を検討

> **コラム　アクアポリンについて**
>
> 細胞は内外の輸送制御のための様々な機序を有する。その代表的なものが膜を貫通する輸送蛋白質 transport protein である。その中の「チャネル蛋白質」と呼ばれる輸送蛋白質は親水性のチャネル（通路）として機能している。AQPは水分子の輸送を制御する膜蛋白質である。個々のAQPは毎秒30億分子の水を通過させる。AQPがなければ細胞膜はほんのわずかの水分子を通過させるのみである。AQPによって細胞膜の水分子通過速度は著しく増加する[1]。
>
> ● 文献
>
> 1) キャンベル生物学　原書9版．池内昌彦，他監訳．丸善出版，2013，p152．

した研究では，五苓散は炎症性AQP 3, 4, 5を強く抑制していた。

## 5　投与方法

　薬剤は何らかの方法で生体内に到達しなければならない。

　そして漢方薬はだいたい飲みにくいと言われる。漢方方剤に生薬由来の独特の苦みや臭いなどがあるのは当然であり，西洋薬のように様々な工夫をして子どもの口に合うようにはされていない。

　しかし，五苓散は嘔気のある時にこそ飲んでほしい漢方薬である。そこで，特に乳幼児など服用が難しい場合，坐薬を使用する。坐薬の作成法を図示する（**図2**）[4,5]。この作成法は簡便であり，薬剤師に相談すればすぐに作成可能である。なお，五苓散坐薬は保険診療で認められているものではなく，その点をご承諾・ご留意頂きたい。

　筆者のクリニックでは，内服可能であれば，黒蜜を混合して注射用シリンジに入れ（**図3**），看護師がゆっくりと説得しながら患児に飲ませている。漢方薬の飲ませ方の工夫は多くあるが，多くの方法

## 用意するもの（5個分）

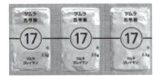
五苓散エキス顆粒 5g

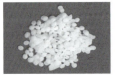
ホスコ® S-55（坐薬基材）5g

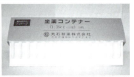
坐薬コンテナ 5個

## 作り方

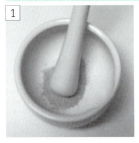
1 乳鉢で五苓散5gをよくすりつぶす

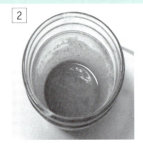
2 電子レンジで溶かしたホスコ®に①を投入し，混ぜ合わせる

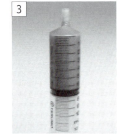
3 10ccシリンジに②を詰める

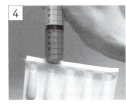
4 コンテナに③を注入し，立てたまま常温で冷ます

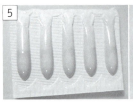
5 シーラーでシールして完成（保存は冷蔵庫で）

**図2** 五苓散坐薬の作成法　　　　（文献4, 5を元に作成）
（図2, 3, コラム図1　協力：森こどもクリニック　森　蘭子先生）

を揃えておくことが重要である。しかし，手間がかかる方法は実際的ではない。筆者は黒蜜，単シロップの混合を主としている。

## 用意するもの

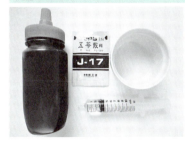

黒蜜・漢方薬・容器・水3cc・注射器など

## 作り方

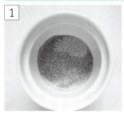

1 容器に漢方薬を入れ，水を加える

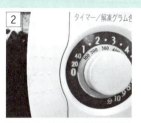

2 電子レンジで20秒ほど加熱する

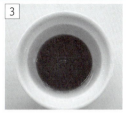

3 漢方薬が溶ける

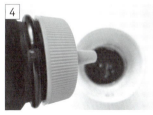

4 黒蜜を適量加える

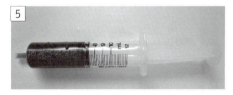

5 注射器に入れる
- 注射器に入れると匂いが抑えられる
- 6cc以下だと子どもが飲み切りやすい

**図3** 漢方薬を飲みやすくする──溶かす

 **漢方の投与方法**

生体内に到達させる方法としては，通常は内服，注射（静脈内，筋肉内），坐剤である。筆者はこれに匂いをかぐことも含められると考える。アロマセラピーという方法は普及している。実際，漢方薬でも匂いを嗅ぐだけで有効となる例はある。五苓散でその経験はないが，いずれ広めてみたい投与方法である。

水毒

## コラム　漢方を飲みやすくするには?

凍らせて服用する方法もある。これは「氷漢方」と名づけられている[1]。方剤を適量の水（またはお湯）に溶かし，そこに黒蜜や黒糖，蜂蜜などを加える。これを製氷皿に移して冷凍庫で凍らせる。水50mLに方剤1包ぐらいが目安となる。シャーベットのようである（図1）。

かつて筆者が研修医の時代，当時既に伝説的な教授であった久保政次先生が，嘔気・嘔吐のある子どもに「冷水」を飲ませる方法を提唱されていた。当時（現在も），胃腸炎の嘔気・嘔吐には有効な制吐薬はなく，なすすべなくじっと待つだけであったが，冷水を胃に入れることで嘔気が軽減されることを久保先生は経験的に察知されていた。さすが慧眼であったと思う。

五苓散氷漢方は有効と考えるが，欠点は手間がかかることである。胃腸炎の流行期に外来スタッフがシャーベットを作ることになる。また，凍らせると摂取した時の甘みが低下する（冷たくて甘いものは糖度がかなり高いわけである）。したがって，成人には有効であろうが，子どもにとってはこちらが思うほど内服しやすくはなっていなかった。結局子どもにはさほどうけず，筆者の外来診療ではあまり普及していない。

### 用意するもの
黒蜜・漢方薬・容器・水3cc・注射器など（本文図3と同じ）

### 作り方
本文図3の工程①〜⑤までと同様に作成した後，右の①〜②を行う。注射器に入れると製氷皿に移しやすい

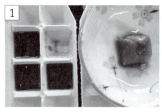
1　製氷皿に入れ，冷凍庫で凍らせる。1ブロックに1包分としておく

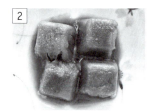
2　シャーベット状に固まる。溶けやすいので注意する

**図1　漢方薬を飲みやすくする──凍らせる**

● 文献 ●

1） 久留米大学病院緩和ケアチーム・同医療センター先進漢方治療外来，恵紙英昭：日本臨床麻会誌．2014;34(5):722-73．

## コラム 漢方薬は本当に飲みにくいのか

なぜ漢方薬がこんなに飲みにくいと言われるのか．筆者は，むしろ現代の我々と子どもの味覚に問題があると考える．清涼飲料水は甘く，店に並ぶ果物はどれも甘味を競う．本来果物はそれほど甘いものではなかった．しかし，スーパーで果物を選ぶとき，私たちは表示されている糖度の高いものを選んでしまう．ちなみに，果物がこれだけ甘いのは日本の特徴と思われる．海外で買い物すると，果物はすっぱいものであることを思い出す．こうして，より甘いものが消費者に好まれれば，生産者はますます糖度を上げるべく品種改良をする．

● 文献 ●

1） 木元博史：急性期脳梗塞に対する漢方薬併用14例の検討：Japan Standard Stroke Registry Study（JSSRS）との比較を中心として．和漢医薬学雑誌．2003;20:68-73．
2） 秋葉哲生：東西医学の交差点―その源流と現代における九つの診断系―，丸善プラネット，2002, p93．
3） 磯濱洋一郎：漢方薬の作用機序―五苓散の作用とアクアポリン．小児科診療．2014;77(8):995-9．
4） 吉田政己：五苓散坐薬の効果．日本小児東洋医学会誌．2003;19:13-7．
5） 森 蘭子：小児疾患の身近な漢方治療10．メジカルビュー社，2011, p66．

● 参考文献 ●

▶ 坂崎弘美，他：フローチャートこども漢方薬―びっくり・おいしい飲ませ方―．新興医学出版社，2017．

## 4 建中湯類

# 小建中湯 しょうけんちゅうとう

**標的症状**
- 食思低下
- 易疲労
- 下痢が長引く

**対象**
- 冷え
- 虚弱体質

**処方例**
- 6歳，20kg。易感冒，軟便の持続
  ➡ 小建中湯2.5〜5g／日，分2〜3
- 9歳，30kg。食が細い，易疲労
  ➡ 小建中湯5〜10g／日，分2〜3
  いずれも当初は2週間程度の処方で，内服できるか経過を見る。内服可能なら数カ月から2〜3年間継続

**ポイント**
- 小建中湯は特に「証」にこだわらなくとも処方可能である。大きな禁忌はないので，小児に使用しやすい方剤である。
- なんとなく元気がない，風邪をひきやすい，冷えのある子どもで，他疾患の鑑別を行っても明確な内科的疾患を指摘できない場合に良い適応である。

小建中湯は小児の漢方薬の基本である。内服しやすく，あまり「証」にこだわらなくとも使用可能である。

　その対象は「冷え」「虚弱体質」である。こうした概念は現代医学の中には見当たらない。しかし実際の臨床ないし日常生活の中では確かに存在して，多くの人々の苦悩となっている。

　このようにヒトの持つ病的・生理的現象を現在の生物医学では十分に説明しきれないことはしばしばみられることである。小建中湯は（多くの漢方薬がそうであるように），こうした状態への対応が可能である。そして，幅広い適応を持つことも特徴である。

## 1　小建中湯の作用

　「建中は脾胃を建立するの義なり」が小建中湯の「建中」を示す口訣である。「中」－「脾胃」とは大雑把に言えば腹部であるから，この文章の意味するところは「腹部を丈夫にする」であると言ってよい。

　小建中湯が登場する古典には，『傷寒論』と『金匱要略』がある。それぞれの条文の主要な部分を引用する。

　　〈傷寒論原文〉傷寒二三日，心中悸して煩するは小建中湯之を主る。

　　〈金匱要略，血痺虚労病篇〉虚労裏急，悸，衂（ジク：鼻血），腹中痛み，夢に失精し，四肢痠疼，手足煩熱，咽乾燥するは，小建中湯之を主る。

　ここでのキーコンセプトは，傷寒論では「傷寒二三日」「腹中急痛」，金匱要略では「虚労」であろう。これを現在の臨床医療の言葉に置き換えれば，「虚弱体質」「冷え」「疲れやすい」「不定愁訴」などである。

日常診療でよく見かけるケースに，幼児期から「風邪をひきやすい」「風邪をひくと吐く」「食が細い」と頻回に受診する児がいる。「自家中毒」なり「虚弱児」と言われていた児である。そうした児は，やせていてなんとなく自信がなさそうで，おどおどした感じである。以前にそうした幼児の1人に小建中湯を処方した。児は好んで内服していた。やがて就学以降にはほとんど来院しなくなった。久しぶりに来院したときは中学生であり，野球部に入って立派な体格になっていた。受け答えもしっかりして落ち着いた風貌である。かつての虚弱児の面影はなくなっていた。小建中湯が児の成長の手助けとなった可能性はあると思われる。

## 2 生薬構成から小建中湯を考える

　小建中湯の生薬構成は，甘草，芍薬，桂皮，大棗，生姜，膠飴である。図1にその構成と効能効果を添付文書[1]から引用したものを示す。小建中湯は建中湯類の中心である。この建中湯類の主要なものを図2[2]に示す。各方剤を構成生薬から見ると芍薬甘草湯が基本である。芍薬甘草湯は「甘草」「芍薬」のみの単純な構成である。これに「桂皮」「大棗」「生姜」が加わって桂枝湯になる。この「甘草」「芍薬」「桂皮」「大棗」「生姜」の構成は，桂枝湯，芍薬桂枝湯，小建中湯で同じものである。配合比と，小建中湯には膠飴が加わる点が異なる。さらに，これに「当帰」「大黄」「黄耆」を加えることで，それぞれ当帰建中湯，桂枝加芍薬大黄湯，黄耆建中湯（ほか **116頁**）となる。

　生薬構成は類似していても，その配合比の相違，また1剤ずつ生薬を加えていくことで，方剤が変化していくさまが，図2から読みとれると思う。漢方薬の構成を考える上で，建中湯類の構成は興味深い。

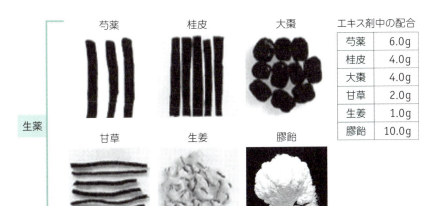

**適応（添付文書上の「効能又は効果」）**
体質虚弱で疲労しやすく，血色がすぐれず，腹痛，動悸，手足の火照り，冷え，頻尿および多尿などのいずれかを伴う次の諸症：小児虚弱体質，疲労倦怠，神経質，慢性胃腸炎，小児夜尿症，夜泣き

**図1　小建中湯の構成生薬と適応**

（文献1より引用）

　各生薬の特徴を簡単に記載する。「桂皮」の味は甘辛く，京都の菓子の「八ツ橋」と思ってもらえればよい。「芍薬」の味は苦く酸っぱい。その主成分はペオニフロリンで，抗炎症，鎮痛，鎮痙作用を有する。「甘草」の味は甘く，主成分はグリチルリチンである。抗炎症，抗潰瘍，鎮咳作用を持つ。「芍薬」と「甘草」は日本の漢方エキス剤の多くに含まれている重要な生薬である。「大棗」はナツメである。鎮静，緩和の作用があり消化機能が低下しているときに使われる。「生姜」は根ショウガである。主に消化機能を整える。「膠飴」はもち米または麦芽を糖化させて作ったものである。マルトース，デキストリンが主要成分の「飴」である。建中湯類全般に配合され，腹痛を緩和する作用がある。味は甘く，この膠飴の配合によって建中湯類の方剤は飲みやすくなっている。

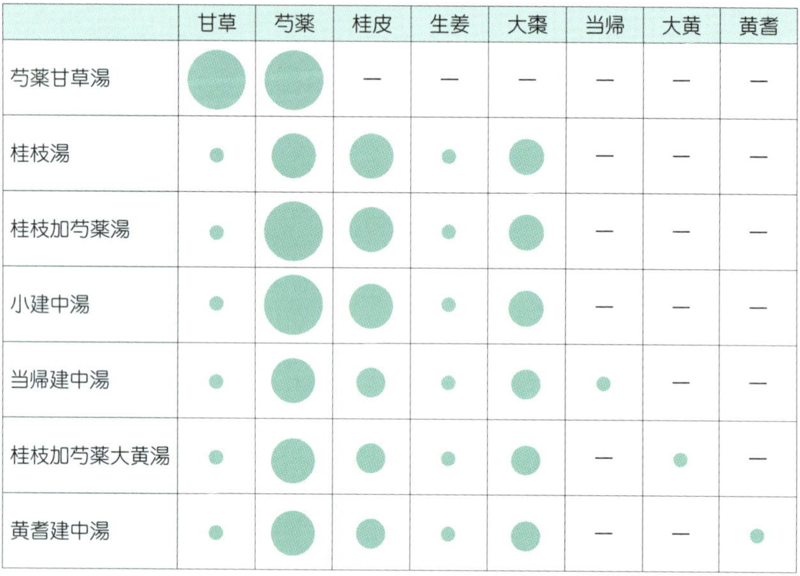

各論

|  | 甘草 | 芍薬 | 桂皮 | 生姜 | 大棗 | 当帰 | 大黄 | 黄耆 |
|---|---|---|---|---|---|---|---|---|
| 芍薬甘草湯 | ● | ● | — | — | — | — | — | — |
| 桂枝湯 | ・ | ● | ● | ・ | ● | — | — | — |
| 桂枝加芍薬湯 | ・ | ● | ● | ・ | ● | — | — | — |
| 小建中湯 | ・ | ● | ● | ・ | ● | — | — | — |
| 当帰建中湯 | ・ | ● | ● | ・ | ● | ・ | — | — |
| 桂枝加芍薬大黄湯 | ・ | ● | ● | ・ | ● | — | ・ | — |
| 黄耆建中湯 | ・ | ● | ● | ・ | ● | — | — | ・ |

円の大きさは含有比率と相関している

| 芍薬甘草湯 | 急激に起こる筋肉のけいれんを伴う**疼痛**／**胃痛**／**筋肉・関節痛**／**腹痛** |
|---|---|
| 桂枝湯 | 体力が衰えたときの**風邪の初期** |
| 桂枝加芍薬湯 | 腹部膨満感のある**しぶり腹**／**腹痛** |
| 小建中湯 | 体質虚弱で疲労しやすく，血色がすぐれず，腹痛，動悸，手足の火照り，冷え，頻尿および多尿などのいずれかを伴う**小児虚弱体質**／**疲労倦怠**／**神経質**／**慢性胃腸炎**／**小児夜尿症**／**夜泣き** |
| 当帰建中湯 | 疲労しやすく，血色のすぐれないものの**月経痛**／**下腹部痛**／**痔**／**脱肛の痛み** |
| 桂枝加芍薬大黄湯 | 比較的体力のない人で，腹部膨満し腸内の停滞感あるいは腹痛などを伴うものの**急性腸炎**／**大腸カタル**／**常習便秘**／**宿便**／**しぶり腹** |
| 黄耆建中湯 | 身体虚弱で疲労しやすいものの**虚弱体質**／**病後の衰弱**／**病後の寝汗** |

**図2** 小建中湯を中心とした生薬と方剤の関連図

（文献2を元に作成）

　　　　漢方薬は多数の生薬により構成され，その生薬中にも無数の成分が含まれている。この多成分の相互作用の解析が漢方薬の作用機序の解明につながると考える。

## 3 小建中湯の適応と症例の紹介

**図1**に示した添付文書[1]の「効能または効果」を小児の症状として読み替えると，「風邪をひくと吐きやすい」「食が細い」「身体が細い」「なんとなく青白い」，いわゆる自家中毒と言える。

このように，漢方薬の効能効果の語彙は，日常生活で使用されるものに近い。これは医学用語とは異なる。医学用語を読む感覚からは違和感があるが，日常生活に近い感覚であることで理解しやすい面もある。

ここで典型的小児例を以下に示す。「反復性嘔吐」「虚弱体質」「自家中毒」「易疲労」の事例である。

### 事例1　11歳女児　反復性嘔吐

当院は6歳時に初診。これまで感冒の際には，嘔気・嘔吐，水分摂取不能となり，輸液を1〜2日必要としていた。年数回入院の既往あり。母親は疲弊の極みであった。既に，前医の小児科専門病院で「アセトン血性嘔吐症」と診断されていた。反復性嘔吐に関しては，先天性代謝疾患も含めて網羅的に検索済みであり，異常は見つからない。結局，遠方の専門病院への定期的通院も途絶えがちとなる（「結局よくならない」という思いだけが残った）。

顔色は色白，やせ型，食は細い，四肢末梢冷感，寒がり，不安感が強い様子である。胸部，腹部に理学的には問題ない。便秘もない。西洋医学的には，該当する疾患はない。当院で小建中湯，五苓散を開始。ある程度嘔吐・嘔気の頻度は減少し，程度も軽快した。冬に末梢冷感が著明になることから当帰四逆加呉茱萸生姜湯を秋頃から開始，例年寝込んでしまう時期も比較的良好に経過している。

事例1のような例は，どの医療機関でも必ず2～3名は経験しているだろう。診断不明で，「心因」「治療方法はない」「病気を受容せよ（仕方がない）」となっているのではないだろうか。

**事例2　7歳男児　食が細い**

従来，食が細く，顔色は青白く，腹部はいわゆる三本線・腹筋が浮き出て見え，風邪をひくたびに吐きやすい。幼児期から運動発達遅滞があった。

小建中湯5g／日，分2で開始。まず，内服に慣れてもらう。「これを飲めば楽になる」と言い聞かせて継続。2週間程度で内服可能なことを確認。その後4週間隔の通院，3カ月くらいから食思増加，1年くらいで母親から「最近この子は太った」と言われるようになった。その後小学校半ばになるとほかの児と比しても遜色なく，一緒に遊んでいる。小建中湯内服は継続している。

**事例3　13歳女児　易疲労**

元来疲れやすく，朝起きるのが苦手な中学生。冷え，便秘もあり，硬便が週2～3日で，腹痛も伴う。おとなしく，色白，やせ型である。狭義の内科的には異常はない。起立性低血圧と診断はできる。

小建中湯10g／日，分2で投与開始，2週間程度で内服に慣れ，3カ月くらいすると体調が良くなったことを実感できた。排便も規則的になる。起立性低血圧の症状も緩和された。

「冷え」も「虚弱」も現在の医学の中にその記載はない。私たちはそこに記載がないとその病態は存在しないかのように思い込んでしまう。これは人間の思考の枠組み―パラダイム―と言われるものであり，その限界である。私たち臨床医が漢方薬を使用するこ

> **コラム** 西洋医学では「存在しない」体調不良

かかりつけの子どもの母親から相談を受けた。30代半ばの知的な女性である。彼女は数カ月前に12時間にわたる手術をした。腹部腫瘍のため専門施設で治療を受け，1カ月間入院した。腫瘍は良性であり，摘出できた。しかし，その後「冷え」「疲れやすい」「風邪をひきやすい」という状態が続いている。それまで体調は良好でむしろ活動的なほうであった。彼女は担当の外科医にそのことを相談した。担当医は腫瘍の専門医である。担当医は彼女の訴えを聞いて，「私の患者さんの中であなたは一番元気です」という答えであった。彼女は「私は元気がありません」「元の体に戻りたい」と何度も担当医に訴えかけた。その都度担当医からは同じ回答が繰り返されるだけであり，交わることのない会話が続いた。すなわち，この担当医には術後の易疲労，冷えという概念がないのである。良性腫瘍で生命に別条はなく，経過は順調という評価であろう。そこで患者が不調を訴えても，その問題は担当医の中には存在しないのである。

そのときの彼女の「元の体に戻りたい」という訴えが筆者の中に残り，今度漢方薬を試してみましょうと話した。西洋医学的概念のみにとらわれていると，現実をその概念からのみ見ることになってしまう。すると，その概念に存在しない問題は現実に存在しなくなってしまうのである。

建中湯類

とは，そのパラダイムを変遷させるものである。パラダイムの変遷は，パラダイムシフトと言われる。漢方薬は多成分の織りなす複雑な作用機序を有する。これは現在の複雑理工系科学が対象とする世界である。伝統医学はこうした領域を既に対象としていた。伝統医学は人類が獲得した文化遺産であり，この文化を私たちの臨床に生かしたいと思う。

## 謝辞

図1の作成には，非営利活動法人システムバイオロジー研究機構・松岡由希子先生，ツムラ（株）ツムラ研究所・西明紀氏より助言を頂いた．感謝申し上げます．

● 文献

1) ツムラ小建中湯エキス顆粒（医療用）® 添付文書．
2) 黒木春郎：漢方薬の使い方．総合小児医療カンパニア 小児科外来薬の処方プラクティス．宮田章子，編，田原卓浩，総編集．中山書店，2013，p262．

● 参考文献

▶ 中野康伸：日常診療に活かす小児の漢方 小建中湯．小児科診療．2014；77(8)：1053-7．
▶ 川嶋浩一郎：小建中湯と関連処方の考え方・使い方．小児疾患の身近な漢方治療12．日本小児漢方交流会，編．メジカルビュー社，2014，33-43．
▶ 浅田宗伯：勿誤薬室方函口訣．
▶ 中野康伸：小児漢方の基本：小建中湯．外来小児科．2012；15(3)：325-9．
▶ Kitano H：A robustness-based approach to systems-oriented drug design. Nat Rev Drug Discov. 2007；6(3)：202-10．

## 4 建中湯類

# 大建中湯, 調胃承気湯, 大黄甘草湯
だいけんちゅうとう　　ちょういじょうきとう　　だいおうかんぞうとう

**標的症状**
- 便秘
- 大建中湯：お腹の冷え・麻痺性イレウス
- 調胃承気湯：やや体力がない例の便秘
- 大黄甘草湯：体力のある例の便秘・難治性便秘

**対象**
- 大建中湯：重症児の軽度麻痺性イレウス・便秘
- 調胃承気湯：小児の便秘
- 大黄甘草湯：女性の便秘, 難治性の便秘

**処方例**
- 18歳。重度心身障害者, 難治性神経疾患
  ➡大建中湯5g/日, 分2を2〜4週間
- 1歳2カ月, 10kg。機能性便秘
  ➡調胃承気湯1g/日, 分2を2週間
- 25歳女性。難治性便秘
  ➡大黄甘草湯7.5g/日, 分3を2〜4週間

**ポイント**
- 漢方薬は腸管蠕動を自然に促進させる。機能性便秘の第一選択である。

各論

# 1 便秘について

　便秘の定義は様々であるが，排便は本来連日あるべきものである。また，排便に際して痛みが伴うことは健康とは言えない[1]。ここでは，機能性便秘を対象に治療の組み立てと漢方薬の役割を述べる。

　腸管内に便塊が貯留すると腸管が拡張する。するとその腸管拡張の情報が脊髄に返される。その結果，腸管収縮の出力がなされる。この神経回路が排便の機序である。一方，腸管内に便塊が長時間貯留すると，腸管拡張が常態となってしまう。拡張していることを伝える情報は発信されず，腸管を収縮させる刺激も発信されない。これが便秘の悪循環である。

　この便秘の機序から考えると，便秘治療は単純である。すなわち，貯留した便を排出させればよいのである。そして，長時間貯留しないようにすればよい。以前に漢方薬の研究会で先輩医師（大宜見義夫先生，現・健康文化村クリニック院長）が，「便秘が原因の遺糞の治療は簡単だ。毎日浣腸してもよいから出せばよい。2週間で治る」と話されていた（遺糞とは，固い便が詰まり，その周囲から水様性の便が漏れ出ること）。臨床を知り抜いた医師の単純明快な話だった。浣腸がくせになり，浣腸なしで排便できなくなるということはない。

　機能性便秘は，まず乳児期離乳食の始まる頃にみられる。その後，集団保育の開始時期ないし就学時に排便習慣の変化から発現することもある。また，思春期女子にもみられる。重度心身障害児でも，しばしば合併する。自閉スペクトラム症の児でも便秘が多い。時に遺糞もあるが，その際には連日水様性の便がみられるので，毎日排便があると思われている場合もある。問診での確認を要する。

## 2 当院での排便管理

　当院での機能性便秘治療の概略を述べる。便秘の診断をする際には，問診のみでなく，エコーないしX線で便塊あるいは拡張した腸管を確認する。このとき保護者にも見せ，便の貯留を実感してもらう。また，可能であれば浣腸して便を確認する。家庭で浣腸する機会を考え，できるだけ保護者にも同席してもらう。長期間貯留した便は固く異臭がある。

　子どもに便座に座ってもらうことも排便には有用である。当院では子ども用の西洋便器を用意しており，子どもの排便はそこで行っている（図1）。

　治療は，難治性便秘なら浣腸を最初に行う。当面3〜4日間連日施行する。家庭での浣腸が困難なら，クリニックまで来てもらいスタッフとともに行う。投薬は酸化マグネシウムを使用するが，内服可能なら漢方薬から開始する。漢方薬の優位点は，腸管蠕動を自然

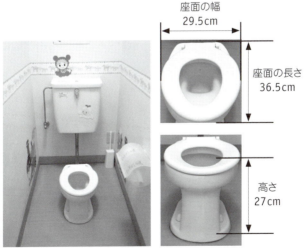

図1　子ども用の西洋便器

に促進させることである。ピコスルファートだと無理に蠕動を促進させ腹痛をきたすこともある。マイクロバイオームと便秘の関連も指摘されており，プロバイオティクス内服が有効との報告もある[2]。

## 3 大建中湯

　大建中湯は，術後イレウスへの使用によりがぜん注目された方剤である。「術後」という概念は東アジア伝統医学にはないものであり，そこに注目された先達は誠に鋭い臨床眼をお持ちであったと思う[3)4]。元来「お腹の冷え」が目標の方剤であるから，術後は「冷え」と考えてよいのだろう。術後は虚証に移ることは前項の小建中湯（☞**100頁**）で述べた通りである。

### (1) 大建中湯の作用機序

　大建中湯の作用機序は数多く研究されている。主に，腸管運動亢進と腸管血流増加に分けられる。前者に関してはモチリン分泌促進，TRPチャネル媒介による機序，後者に関してはTRP channelを介して，カルシトニン遺伝子関連ペプチド（CGRP）による機序が報告されている。また，構成成分である乾姜によるCOX-2阻害による抗炎症作用も考えられる[5]。

### (2) 大建中湯とマイクロバイオーム

　多くの漢方薬は腸内マイクロバイオームと関連して作用すると考えられる。大建中湯投与による腸内細菌叢の変化とジンセノサイド代謝物の変化，糞便中酢酸・酪酸含有増大の報告[6]をはじめ，腸内細菌叢への関与が報告されている[7]。

### (3) 当院での大建中湯の使い方

　　主に重度心身障害児・者に使用する。重症児者に必要な日常管理は，呼吸器管理と消化管症状である。当院では腹部は弛緩，慢性便秘，腹圧もかけにくい例を対象としている。

　　機能性便秘の児に使用してもよいのだが，やや飲みにくい。

**事例1**　**18歳　重度心身障害者，難治性神経疾患**

　　無介入なら自発排便はない。腸管蠕動は低下。腹部はそれほど膨満していない。筋緊張は全体にやや低緊張。酸化マグネシウム（マグミット®）のみでは排便が得られない。

　　大建中湯5g/日，分2を2〜4週間以上の継続服用。

## 4　調胃承気湯[8)]

　　大黄甘草湯に「芒硝（ぼうしょう）」を加えた方剤で，体力中等度の人に用いられる。大黄含有方剤として使用しやすく，筆者も小児の機能性便秘でよく使用している。大黄含有方剤の小児への使用に異論はあるかもしれないが，文献1のガイドラインでも使用推奨と言及されており，筆者の経験でも問題はない。内服も比較的しやすい。

**事例2**　**1歳2カ月，10kg　機能性便秘**

　　生後6カ月頃から排便が不規則になり，適宜浣腸していたが，最近は浣腸を嫌がるようになった。活動性は良く，成長発達は順調。腹部はやや膨満，蠕動低下。機能性便秘と診断。

　　調胃承気湯1g/日，分2をまず2週間処方。飲ませ方の工夫は紹介するが，まずそのまま内服することを勧める。内服可能となると排便は快調である。時に排便が不規則になるときは適宜増減してもらう。

## 5 大黄甘草湯

　大黄含有方剤の代表である。思春期以降女性の難治性便秘に有効だが，多くの例で便秘は慢性化しているため，長期投与となりがちである。長期投与により大腸メラノーシス（大腸粘膜固有層の褐色顆粒状の色素沈着）をきたすことがある。その程度は投与量に依存するとされる。病態は時に腸管神経叢にまで及び，便秘の増悪をきたしうる。長期投与の際には意識して休薬可能かどうかを検討すべきである。

**事例3**　25歳女性　難治性便秘

　児の母親。通常の治療ではほとんど反応しない。大黄甘草湯7.5g／日，分3でほぼ連日の排便がみられる。

## 6 ガイドラインの記載から

　『小児慢性機能性便秘症ガイドライン2013』[1)]には，漢方薬に関して以下のように記載されている。漢方薬に対して理解のある好意的な記載である。多くの臨床医が使用して，有効性を実感していることがその背景にあるだろう。

　「漢方製剤は臨床経験の蓄積に基づいて用いられてきた。慢性機能性便秘症においてもいくつかの漢方製剤の効果を多くの臨床医が実感しており，今後エビデンスの蓄積がなされるべきものである」。

　文献1には，方剤として，桂枝加芍薬湯，小建中湯（**100頁**），桂枝加芍薬大黄湯，大建中湯，潤腸湯，大黄甘草湯，調胃承気湯などが紹介されている。

　便秘は児と家族への心理的負担が大きい[9)]。しかし，便秘に医療

的介入が必要という患者さんの認識はまだ弱い。別の項でも述べたが，便秘が医療の対象とされてこなかった，つまりつい最近まで「医療化」がなされていなかったためである（☞ **144頁コラム**）。

● 文献

1) 日本小児栄養消化器肝臓学会, 他編：小児慢性機能性便秘症診療ガイドライン2013. 診断と治療社, 2013, p14. [http://www.jspghan.org/constipation/files/guideline.pdf]
2) Urbańska M, et al：Effectiveness of Lactobacillus reuteri DSM 17938 for the Prevention of Nosocomial Diarrhea in Children：A Randomized, Double-blind, Placebo-controlled Trial. Pediatr Infect Dis J. 2016；35(2)：142-5.
3) 村松俊範：小児慢性便秘症：大建中湯を中心として―小児疾患の身近な漢方治療〈2〉. メジカルビュー社, 2003, p82-9.
4) Takagi A, et al：The herbal medicine daikenchuto ameliorates an impaired anorectal motor activity in postoperative pediatric patients with an anorectal malformation-a pilot study. Int Surg. 2010；95(5)：350-5.
5) 河野 透：大建中湯の作用メカニズム 腸管の運動促進作用と血流増加作用. 漢方医. 2016；40(2)：81-4.
6) Hasebe T, et al：Daikenchuto(TU-100) shapes gut microbiota architecture and increases the production of ginsenoside metabolite compound K. Pharmacol Res Perspect. 2016；4(1)：e00215.
7) Pharmacology Research & Perspective, 2015. [https://www.bps.ac.uk/publishing/our-journals/pharmacology-research-perspectives]
8) 秋吉潤子, 他：小児慢性便秘症に対する大黄甘草湯・調胃承気湯の使用経験. 日小外会誌. 2010；46(3)：416.
9) Sreedharam R, et al：Constipation. Nelson Textbook of Pediatrics. 20th ed. RM Kliegman, et al, ed. Saunders, 2016, p1763.

各論

## 4 建中湯類

# 黄耆建中湯　おうぎけんちゅうとう

**標的症状**
- 湿疹
- 乾燥
- 瘙痒
- 冷え

**対象**
- 乳児湿疹
- アトピー性皮膚炎

**処方例**
- 生後4カ月。全身皮膚の乾燥，湿疹
  ➡ 黄耆建中湯3g/日，分2
  　あわせて保湿，ステロイド軟膏外用
- 8歳男児。アトピー性皮膚炎，全身乾燥
  ➡ 黄耆建中湯9g/日，分3。軽快後は6g/日，分2
  　あわせてwet wrap法（後述）
- 30歳男性。アトピー性皮膚炎，冷え，易疲労，易感冒，軟便
  ➡ 黄耆建中湯18g/日，分3

  いずれも当初は2週間程度の処方で，内服できるか経過を見る。内服可能なら数カ月間継続。皮膚が湿潤し，かゆみが軽快することが目標

**ポイント**
- アトピー性皮膚炎の基本治療
- 乳児湿疹には早期に使用することで，軽快が早い。

## 1 黄耆建中湯の使い方

　黄耆建中湯は小建中湯に黄耆を加えたものである。虚証例が対象である。アトピー性皮膚炎の患者さんは冷えを合併していることが多い。対象のイメージは，冷え，虚証，それに易疲労，軟便になりやすいという例である。乳児は証を考察しないで使用できる。乳児湿疹の早期から使用することで，軽快が早い。

　アトピー性皮膚炎の病態は表皮のバリア機能障害であり，多くの例で角質層中構造蛋白であるフィラグリン遺伝子異常が病因である。黄耆建中湯による湿潤作用，かゆみに対する作用が生化学的に解明されれば，アトピー性皮膚炎治療の新知見となりうるであろう。

## 2 アトピー性皮膚炎：当院での治療（表1）

　漢方薬を取り入れた当院でのアトピー性皮膚炎の治療を紹介する。当院での治療は，保湿が基本であり，ステロイド外用薬は軟膏を使用している。抗ヒスタミン薬は非鎮静性のものとする。スキンケアとして，石鹸を使用しない，汗はなるべくかく，汗をかいたら

### コラム　冷水浴の効用

温泉の浴場に水風呂があるが，冷水浴はそのイメージである。湯船で温まった後，冷水（ないし，ぬるま湯）を浴びる。これを繰り返し，冷水で終わる。すると，皮膚の表面が締まり，体の中にぬくもりが残る感覚がある。こうしていると湯冷めはしない。
中には喜んで水浴びする児がいる。そうした児は日ごろから薄着である。冷水浴は自律神経の鍛錬として喘息の治療にも使われていた。筆者の経験でも「風邪」をひきにくくなるように思う。

**表1** アトピー性皮膚炎の当院での治療

保湿・スキンケアが基本。ステロイド外用薬（軟膏）は使用する。

| | |
|---|---|
| 保湿剤 | ヒルドイド®ならびにその後発品 |
| | 基材は油性クリーム，水性クリーム，ローションなど |
| スキンケア | 石鹸を使用しない |
| | 汗はなるべくかく。汗をかいたらシャワーで流す |
| | 入浴時に温浴後の冷水浴び（火照りのある児） |
| | wet wrap法 |
| 漢方薬 | 黄耆建中湯：乾燥と湿疹，瘙痒 |
| | 白虎加人参湯：火照りとかゆみ |
| | 漢方入浴剤：当帰地黄（**図1**） |
| ステロイド外用薬 | メサデルム®軟膏，トプシム®軟膏，ロコイド®軟膏，メサデルム®ローション |
| 抗ヒスタミン薬 | 原則として第二世代非鎮静性 |
| 他・内服薬 | アイピーディ®：難治例，従来の治療への反応不良例 |
| | ネオーラル®：年長児，成人難治例。同意確認，血中濃度測定 |
| 外用療法 | プロトピック®によるプロアクティブ療法：継続困難への対応 |
| | イソジン®療法 |
| | 海水浴 |

シャワーで流す，火照りのある児には入浴時に温浴後の冷水浴を勧める。それに加えて漢方製剤をいくつか選択する。基本は黄耆建中湯である。

### (1) 保湿

　保湿剤はヒルドイド®ならびにその後発品をそろえる。基材は油性クリーム，水性クリーム，ローションなど一通りそろえ，季節により，またその患者さんに合うものを選んでもらう。プロペト®（白色ワセリン）を使用する場合もあるが，暑い時期にはかえって蒸れてしまうことがあり，筆者はあまり使用しない。

#### 用意するもの(1個分)

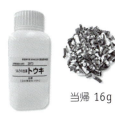
当帰 16g

地黄 16g

不織布袋(折り返し)
1枚

#### 作り方

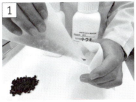
1 不織布袋に当帰をそのまま入れる

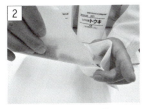
2 続けて地黄もそのまま入れる

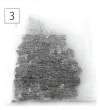
3 袋の口を折り返して完成

**図1** 漢方入浴剤(アトピー用)の作成方法

(協力:かしの木薬局)

### (2) スキンケア

　　スキンケアとして有効な方法に,wet wrap法がある。皮疹部位に保湿剤とステロイド軟膏を塗布しておき,低刺激性の肌着(商品化されている)を湿潤させて,皮膚を覆う方法である。就寝時に覆っておくと掻破を防ぐことができるため,難治性の湿疹でも数日で軽快することもある。いかに子どもに我慢させて装着させるかが肝要である。指導は看護師が行う。児の性格,その家庭の生活サイクルなどに合わせた個別の指導が必要である。

　　発汗は皮膚に良い。それも,身体の深部から温まることが良い。ある時,当院の成人の患者さんで岩盤浴に行き,汗をかいたらすっかり良くなったという方がいた。それ以来,アトピー性皮膚炎の患者さんに岩盤浴を勧めている。効果に個人差はあるが,おおむね良

119

好である．また，当院の近隣には海水浴場がある．海水は湿疹に有効である．強い日差しの時間帯を避けて，20分くらい海水につかると軽快する例もある．機会があれば試してもよい方法と思う．

### (3) 漢方薬

　アトピー性皮膚炎に対する漢方入浴剤（図1）が有効な場合もある．当帰・地黄をひとまとめにして，パックとして抽出できるように作成したものを処方する〔富山医科薬科大学皮膚科学教室の諸橋正昭教授（当時）らの発案〕．1袋で2回使用できる．乾燥，発赤の例には有効であるが，時にかぶれてしまう例もあるので，その点の説明は必要である．湯船に入れると臭いが充満し，それを他の家族が嫌がることもある．その際は，桶で抽出して，患者の体にかけるとよい．

　なお，火照りで瘙痒の強い例には白虎加人参湯（☞ **124頁**）を使用する．

### (4) ステロイド外用薬

　メサデルム®軟膏を主体として，手指など皮膚の厚い部位はトプシム®軟膏を使用する．顔面はロコイド®軟膏，頭皮はメサデルム®ローションを使用する．

### (5) 抗ヒスタミン薬，その他

　抗ヒスタミン薬は，原則として第二世代・鎮静作用のないものを使用，難治例には時にアイピーディ®も使用してみる．さらには，年長児，成人難治例ではネオーラル®を使用する場合もあるが，同意を確認し，使用中に血中濃度を確認する．

### (6) 外用療法

　可能ならプロトピック®によるプロアクティブ療法を勧めるが，継続がなかなか難しい。さらに，手間を惜しまなければイソジン®療法を紹介する。これは，皮疹増悪部位にイソジン®を塗布（10倍希釈），お湯で流す，その際にはタオルで軽くこするとよく流れる。流した後に保湿剤とステロイド軟膏を塗布，これを1日2回以上できればかなりの効果が期待できるが，この実行はかなり困難である。実際的なところでは，入浴時に1日1回行うことであるが，それでも効果は期待できる。短期間でもよいので，難治例には勧めている。

### (7) 保護者，患者本人への説明

　アトピー性皮膚炎，特に難治例では「治療の見通しを伝えること」が肝要である。多くの患者さんはこの治療を一生続けるのか，このまま医療から離れられないのかと思い込んでいる。患者さんは先の展望を持てないまま治療を継続することはできない。イソジン®療法は手間がかかるので，さらに見通しを話すことが必要である。2週間くらい連日，休日は1日2回以上行うことで，見た目でわかるくらい良くなると話しておく。

### 事例1　4カ月，6.8kg　湿疹

　全身皮膚の乾燥。発赤は著明ではないが，掻破痕がある。生後3カ月くらいから湿疹が目立ってきた。機嫌は良い。成長発達に問題なし。家族のアレルギー歴では，母親にアレルギー性鼻炎がある。離乳食は初期を開始している。離乳食で皮膚所見が増悪している様子はない。

　アトピー性皮膚炎か乳児湿疹か鑑別すべき例であるが，まず，保

建中湯類

湿とステロイド軟膏外用を開始．同時に黄耆建中湯3g／日を分2で内服開始（内服は可能）．また，入浴時の石鹸は使用しないことを提案．2週間くらいで皮膚に潤いが出てきて，掻破が少なくなった．4週間程度で湿疹はかなり軽快し，掻破はなくなる．ステロイド軟膏はほとんど使用しなくなった．以降，保湿は適宜，黄耆建中湯は生後12カ月くらいまで継続．その頃乾燥が目立たなくなり終了した．以降の増悪はない．

### 事例2  8歳男児，28kg  アトピー性皮膚炎，全身乾燥

これまで近医で保湿剤，ステロイド外用薬（strong level），抗ヒスタミン薬内服を継続していた．全身の乾燥性湿疹，発赤も著明である．掻破痕が著しい．常に掻破している．

まず，これまでの治療に加えて，漢方薬とスキンケアを工夫することを提案．いくつかの治療を組み合わせれば良くなることを話す．入浴時に石鹸は使用しないこと，漢方入浴剤（当帰・地黄）を開始，手首，肘，下腿など睡眠中に掻破して増悪する部位にはwet wrap法でケアすることを提案．黄耆建中湯9g／日，分3を処方して2週間後に再来．湿疹はかなり良くなり掻破は減った．

分3内服だと学校での内服アドヒアランスが不安定となるので，軽快後は6g／日，分2とする．治療継続し，ステロイド外用を使用する頻度は減少．保湿剤と黄耆建中湯内服のみで1年ほど経過を見ることができた．

### 事例3  30歳男性  幼児期からアトピー性皮膚炎，冷え，易疲労，易感冒

軟便が頻回となりやすい．体格は良く，筋肉トレーニングで体を鍛えている．見た目は筋肉質であるが，虚証と判断できる．アトピー性皮膚炎は全身にあり，夏は火照るので寝具の中で眠れないほ

どである。睡眠中に掻破してしまう。IgE値は1万台である。

　黄耆建中湯18g／日，分3を開始。内服直後から体が温まり，潤いを感じてきたと話す。皮膚が潤うと瘙痒が減少，便性も回復。保湿，ステロイド外用は継続。抗ヒスタミン薬は内服していない（眠くなるので好まない）。漢方入浴剤（当帰・地黄）を併用。この治療によりステロイド外用はほぼ必要なくなった。

- 参考文献
  - ▶ 中野康伸：小児アトピー性皮膚炎治療における黄耆建中湯の有用性．小児疾患の身近な漢方治療7．メジカルビュー社，2008，p52-9．
  - ▶ 坂口直哉：アトピー性皮膚炎治療における黄耆建中湯の使用経験．外来小児科．2012；15(3)：337-41．

## 4 建中湯類

# 白虎加人参湯 びゃっこかにんじんとう

**標的症状**
- 火照り

**対象**
- 火照りによる瘙痒
- 口渇

**処方例**
- 4歳，15kg。アトピー性皮膚炎，火照り
  ➡白虎加人参湯3g／日，分2

  当初は2週間程度の処方で，内服できるか経過を見る。内服可能なら数カ月間継続。火照りが鎮まり，かゆみが軽快することが目標

**ポイント**
- 冬でもアイスクリームなど冷たいものをほしがる，水をよく飲む，暑がり，風呂上がりにかゆがる児に使用する。

# 1 火照りとかゆみ

　火照りのある児は瘙痒が難治であることがある。皮膚所見が軽快しているにもかかわらず瘙痒が残る場合，火照りの存在を考えるとよい。

　診察の手順は以下のように行う。

①児の体幹を触ってみる（年長児であれば「ちょっと失礼」と言ってから）。すると何となく熱感を持っている。

②「この子は冬でも冷たいものをほしがりませんか」「冬にアイスクリームを食べていませんか」「よく冷たいものを飲みませんか」と聞く。ここで母親が「その通りです」「どうしてわかるんですか」と反応すれば，こちらのペースである（そう，聞く前からわかるのです）。

③就眠前にかゆがることを確認する。就眠前は体が温まり，リラックスして血管が拡張するためであると説明する。

④入浴後や，入浴中湯船から出るとかゆがる，ぬるいお湯を好むことを確認する。体が熱くなるからと説明する。

　以上をふまえて，火照りを冷ます漢方薬として白虎加人参湯を処方する。瘙痒が難治で体が熱い児には試みてよい。並行して，前項の冷水浴など火照り対策を行う。

　白虎加人参湯は元来，のどの火照りと充血，体の火照りに使用されてきた方剤である。夜尿症に使用されてきた経緯もある。口渇による多飲を伴う例には試してみたい。咽頭発赤のみられるウイルス性上気道炎にも適応はある。

**事例1** 4歳，15kg　アトピー性皮膚炎

アトピー性皮膚炎として加療中。初診時には全身の乾燥，掻破後の発赤が目立った。保湿，ステロイド外用薬，抗ヒスタミン薬内服で皮膚所見は軽快したが，瘙痒が残っており，就寝前にかきむしる。保湿剤は1日2回使用しており，皮膚は乾燥していない。掻破痕がみられるが，それ以外の部位はきれいである。

上記の問診をして，児の火照りがあると考えた。その後入浴時の冷水浴を勧め，入浴はできれば夕食前など日が出ているうちにすることを提案した。漢方薬を開始，白虎加人参湯3g/日，分2。2週間後には瘙痒が軽快していた。

一方，「冷え」も「火照り」も西洋医学には存在しない概念である。しかし，日常診療ではよく遭遇する。西洋医学的体系の中に存在しないが，現実には存在する病態のひとつである。

## 2 体を温めるか，冷やすか／温服か，冷服か

これは東アジア伝統医学の歴史上論争の絶えない課題である。たとえばインフルエンザには麻黄湯を勧めているが，実証なら銀翹散(ぎんぎょうさん)も有効と言われる。銀翹散は中医学の薬剤で，一般用医薬品であり体を冷やす方剤である。のどの痛み，口渇があるウイルス性上気道炎の初期に使用する。体表を冷やして「風邪」を除くとされる。

温めて攻めるのがよいのか，冷やすのがよいのか，その方剤の誕生した地域，歴史にもよるようである。一般論として筆者には結論をくだすことはできないが，冷やす方法もあることを念頭に置いておきたい。

## 5 精神症状へ

# 抑肝散加陳皮半夏・抑肝散
よくかんさんかちんぴはんげ　　　　　よくかんさん

**標的症状**
- 不安
- いらだち

**対象**
- 自閉スペクトラム症例での易刺激性亢進，自傷他害行為
- 癇が強い乳幼児

**処方例**
- 4歳。自閉スペクトラム症，言語遅滞，自傷，いらだち・興奮
  ➡抑肝散加陳皮半夏2.5g/日，分2を2週間処方後，状態を見て4週間〜2カ月
- 16歳。知的発達症を合併する自閉スペクトラム症，常同行為，興味の限局
  ➡抑肝散を投与。7.5g/日，分3を1週間処方後，状態を見て2〜4週間

**ポイント**
- 要望が強いが，それがかなえられないときに，不安になり怒りやすい場合に使用する。
- 小児では抑肝散加陳皮半夏を第一選択，思春期以降は抑肝散を選択

抑肝散は今や，認知症の行動・心理症状（BPSD）に広く使用されている。その作用機序はセロトニン神経系，グルタミン酸神経系それぞれに及ぶ。抑肝散構成生薬のひとつ，釣藤鈎成分がセロトニン1A（5-HT$_{1A}$）受容体のpartial agonistであることが明らかとされている[1]。

抑肝散加陳皮半夏は抑肝散に陳皮半夏を加えたものである。これは江戸時代，日本で考案された。中国大陸よりも多湿の日本の風土に合うようにと北山友松子（1640頃～1701）によって作られたとされる[2]。

抑肝散加陳皮半夏は抑肝散に比べて味は飲みやすい。また，消化器症状もまず発現しない。小児には抑肝散加陳皮半夏を第一選択としたい。

### 事例1　4歳　自閉スペクトラム症の診断。言語遅滞，いらだち・興奮

言語コミュニケーションは困難。最近になり怒りやすく，自分の頭を壁，机などにぶつける，髪の毛を抜く行為がみられる。家の壁を蹴ることもある。一見些細な要望がかなえられないときや，予定が急遽変更になると怒り出す。家族も児のいらだちにつられて怒鳴ってしまう。親子とも疲弊している。

抑肝散加陳皮半夏2.5g／日，分2でまず2週間処方。内服できることを確認後，4週間処方とする。2カ月後くらいから落ち着いてきた。児が落ち着くと家族も落ち着いて対応できるようになり，いくぶんとも穏やかな家庭生活となった。

### 事例2　16歳　知的発達症を合併する自閉スペクトラム症。常同行為，興味の限局

日常生活はほぼ自立しているが，面白くないと支援学校の教室を

出てしまう。家にいても外出，徘徊，自分で電車に乗って遠方まで出かけてしまうこともある。鍵をかけても解錠してしまう。支援学校でも児の行動を押さえつけようとすれば反発するので，なすすべがない。これまで医療機関はほとんど受診していない。投薬の既往もない。

　施設入所も考えなければと提案したが，その前に抑肝散を投与。7.5g／日，分3でまず1週間処方。次回外来時，脱出がなくなったとのことで，それが何より家族の負担を減らした。児は穏やかになったと保護者は感じていた。

　その後2～4週間処方として経過観察。学校の授業も着席していられるようになり，生活は安定した。児が穏やかになると，家族も学校の教諭も受容的な対応が可能になる。それにより，さらに児は素直になってきた。

　ここで少し個人的なエピソードを語らせて頂きたい。筆者は2002年に大学勤務を辞して，千葉県いすみ市で知人と小病院の運営を始めた（その後小病院が改組され，筆者は2005年に小児科診療所を同市に開設した）。筆者はいすみ市と地縁・血縁はない。無名の田舎の病院（しかも20床の小病院である）にいきなり勤務したわけである。実際には，筆者はプライマリケアを行うことを目的としており，確信を持った行動であった。

　相棒は内科医の木元博史氏，看護師の星山早苗氏であった。木元氏は千葉大学医学部卒業，千葉大学医学部免疫学教室で基礎研究を行い，理化学研究所に移った基礎研究者であった。彼はその後内科の臨床医となり，その小病院で在宅医療を始めた。ちょうど在宅医療，訪問看護が制度として確立した頃で，星山看護師長が訪問看護を担当した。

小病院はちょうど建て直しをしたばかりで，海に近く，20床の小病院だがまるでリゾートマンションのような建物であった。しかしまだ「社会的入院」の名残もあるようなところで，病棟では近隣や家庭で手に負えなくなった高齢者を引き受けていた。筆者も夜，病棟で当直を担当していた。夜の病棟を認知症の徘徊老人たちが歩き回っていることもあったが，大声を出す老人，暴れる老人はおらず，皆穏やかだった。夜勤の看護師は，徘徊老人をナースステーションの隅に座らせて，看護記録をつけている。ちょこんとおとなしく徘徊老人が座っている。星山看護師長の方針は，とにかく受容的に接すること，思うようにさせることであった。そうすると，ほとんどの認知症高齢者はおとなしくなる。

ナースステーションに座る老人と記録する看護師を見て，筆者は何かを感得した。当時，受容的看護と並行して，木元氏は抑肝散の投与を始めていた。岩崎剛氏による臨床研究[3]が発表される3年前であった（ちなみに，木元氏は五苓散による脳梗塞治療も提唱された。慧眼であったと思う）。

このときの体験は，今の筆者の診療における原点となっている。人は自分が受容されていると思えれば，自傷他害行為から離れていくことができる。

易刺激性亢進は脳内の生化学的変化によるとも考えられるため，単に環境整備のみでは解決しないことも多い。しかし，受容的環境と多様性の受容がそのような児の治療的介入の前提である。

不安，いらだちに対する漢方薬の考え方は，次項甘麦大棗湯の項で記載する。

● 文献

1) Nishi A, et al：Geissoschizine methyl ether, an alkaloid in Uncaria hook, is a potent serotonin A receptor agonist and candidate for amelioration of aggressiveness and sociality by yokukansan. Neuroscience. 2012；207：124-36.
2) 秋葉哲生：活用自在の処方解説―広い応用をめざした漢方製剤の活用法．ライフサイエンス，2009，p173．
3) Iwasaki K, et al：Effects of the traditional Chinese herbal medicine Yi-Gan San for cholinesterase inhibitor-resistant visual hallucinations and neuropsychiatric symptoms in patients with dementia with Lewy bodies. J Clin Psychiatry. 2005；66(12)：1612-3.

 **重度心身障害児（者）※への医療と漢方薬**

重度心身障害児（者）に対する医療で肝要なのはQOLの向上である。基礎疾患が何であれ，病態は嚥下障害，反復性肺炎，便秘，筋緊張亢進，易刺激性亢進などが主体である。それらには漢方薬が奏効することがある。胃食道逆流に六君子湯，易刺激性亢進に甘麦大棗湯ないし抑肝散加陳皮半夏，筋緊張亢進に芍薬甘草湯，反復感染に柴胡桂枝湯，便秘には調胃承気湯，大建中湯などが使用できる。ひとつの器官の機能のみを改善するだけではなく，全身状態を向上させることがあるので試してみたい。

※：重度心身障害児（者）とは福祉用語であり，医学用語ではない。ここでは，身体・精神機能の障害という全般的な意味で使用する。

## 5 精神症状へ

# 甘麦大棗湯 かんばくたいそうとう

**標的症状**
- 夜泣き，夜驚症，疳の虫，泣き入り，ひきつけ
- 不安，いらだち
- 眠気

**対象**
- 自閉スペクトラム症
- 癇が強い乳幼児
- 昼間の眠気

**処方例**
- 乳児，10カ月。夜泣き
  ➡甘麦大棗湯1gを分2
- 幼児，3歳。自閉スペクトラム症，興奮
  ➡甘麦大棗湯1包を分2
- 15歳。自閉スペクトラム症，いらだち・興奮
  ➡甘麦大棗湯2包を分2

  以上は，当初2週間程度の処方で，内服できるか経過を見る。症状軽快がすぐにはわかりにくくても，継続することを伝える。1〜2カ月で症状の軽快がみられる。内服可能ならそのまま数カ月〜数年継続

- 成人。昼間の眠気
  ➡頓用1包

  昼間の眠気予防に頓用で試す。頭がすっきりする感覚がある。

> **ポイント**
> - 自閉スペクトラム症が疑われる場合，早期に開始する。共同注視の遅れ，2歳時での言語発達遅滞の時点で開始する。
> - 夜泣きにもまず投与してみる。

　甘麦大棗湯の出典は，『金匱要略』(婦人雑病篇)にあり，「甘麦大棗湯：婦人臟躁，喜悲傷して哭せんと欲し，象神霊の作す所のごとく，しばしば欠伸す」と記載されている。これは「女性が不安の発作を起こして，深く悲しみ，泣き叫び，神霊(もののけ)に取り憑かれたような姿形を示し，よく欠伸をする」と解釈できる。この症状が甘麦大棗湯の適応とされる。この症状を読むとあたかも抑うつ発作に思える[1]。

　甘麦大棗湯は不思議な漢方薬である。その構成は単純で，小麦が主成分であり，薬剤というより食品に近い感覚である。西洋医学の対応できない分野に鮮やかに効き，作用機序を考える上でも興味深い。

　適応は，上記の古典に記載の通り抑うつ発作の他にも，夜泣き，疳の虫に有効と考えられる。飲みやすく，あまり証を厳密にとらなくても投与可能であり，使いやすい漢方薬である。東洋医学で言う「上薬」であり，大きな副反応のない長期投与可能な薬剤である。

　自閉スペクトラム症への早期投与での有効性は，しだいに経験が蓄積されている。また，癇の強い乳児への適応など，育児支援の意味合いも持つ。最近の小児医療で，重要性を増してきている漢方薬である。

## 1 事例紹介

　甘麦大棗湯が自閉スペクトラム症に著効することは既報の通りである[2,3]。筆者も同様の症例を経験しており，以下に紹介する。

各論

### 事例1　3歳6カ月女児　言葉の遅れ

　2歳時健診で言葉の遅れを指摘され，その後当院を受診．当時ほとんど発語はなく，最近になり2語文になってきた．自分の関心のあることにしか反応しない．指示が理解できず，会話不能．オウム返し，クレーン現象あり．夜泣きあり．合視がなく，共同注視は1歳半であったようだが明確ではない．

　臨床心理士により，新版 K 式発達検査 2001 を施行した．
　検査時の生活年齢：3歳10カ月
　全領域：発達指数67（発達年齢　2歳7カ月）
　認知・適応（C-A）：発達指数65（発達年齢　2歳6カ月）
　言語・社会（L-S）：発達指数67（発達年齢　2歳7カ月）

　全般的な発達の遅れとともに，社会的コミュニケーションの困難と，限定された行動様式が存在すると考え，知的発達症，自閉スペクトラム症と考えた．

　検査後に甘麦大棗湯を開始，開始2カ月後夜泣きが減り，座っている時間が少し長くなり落ち着いて，言葉も増えた．緊張と不安がとれ，周囲の話がわかるようになったようだと両親からの話があった．さらに，その3カ月後には保育所で友人と手を繋いで歩き，先生にも「～取って」「～して」と言うようになった．外来で行動観察して，スタッフと遊ぶこともみられるようになった．ただ会話は一方的である．また，歯科受診で逃げ出そうとする．髪の毛を食べ，抜毛がみられて髪の毛を切るのを嫌がっている．

　当院受診前，3歳時前の発達の具合と比較すると，甘麦大棗湯開始後，急速に発語，社会的共感性が改善したように思える．現在まで甘麦大棗湯は継続し，児は普通学校入学予定である．

さらに，著効例を川嶋浩一郎氏が報告しているので，以下に簡単に紹介する[2]。

　4歳0カ月，男児。有意語が2歳，2語文は4歳でみられ，言語と社会性の遅滞のみられた児である。甘麦大棗湯処方後，2週間で人の目を見るようになり，6週目でパニックが改善，8週目で1人遊びが減り，親に話しかけるようになり，12週目で視線回避と反響言語が消失した。20週目にクレーン現象が消え2語文の語彙が増えた。投与後2週間で改善がみられた著効例である。

　こうした症例の経験と蓄積から，自閉スペクトラム症が疑われる場合，甘麦大棗湯を早期に開始することが良いと考えている。共同注視の遅れ，2歳時での言語発達遅滞の時点で開始してよいだろう。

### 事例2　15歳（中学3年生）　不安症群

　夏休みに来院。「学校にいけない」ことが主訴である。ときどき教室にいるのが嫌になり，外に出てしまうことがあるという。そのときは教諭の了解のもと別室で過ごしている。しかし，教諭に1日きちんと授業を受けられないと進学は無理だと言われてから途中退室はしていない。児は「何かよくわからないけど，その場にいたくなくなる」という。スクールカウンセラーに病院にいってみたらと促され来院した。来年は進学であり，志望校も決めている。このまま進学できるかが不安になっている。自宅に帰ると安心して，1時間くらい自分で勉強している。しかし，勉強は途中で飽きてしまうことも多く，集中力は長くは続かない。外来でさらに話を聞いてみると，「教室にいるのが怖い」「先生と1対1なら授業を受けられる」という。

　この児に対して，当院の臨床心理士が1時間ほどかけて入念に聞き取りをした。成績は，5教科合計500点のところで150点くらい

の成績。学年130人中110番くらい。高校は電子機械科を希望している。

「なぜ教室にいられないのか」について，さらに面談を進めると，「授業そのものはそれほど苦痛ではない。ノートに書き写したり，先生の話を聞いて自分なりに理解をすることはできる。しかし，授業の途中でずっと座っていることが苦痛になってしまう」という。そういう時は，教室から出て，1階のベランダに行く。授業がなく空いている先生が1人ついて勉強を見てくれることもあるという。

WISC Ⅳを施行し，FSIQ（全IQ）86，VCI（言語理解指標）84，PRI（知覚推理指標）91，WMI94，PSI（処理速度指標）88。

知的発達症ともいえず，注意欠如・多動症（不注意優勢に存在）とも少し異なる印象である。また，社会的共感性も欠落はなく，むしろ規範は守れるほうである。

「1対1で勉強を見てもらうのと，教室の中で授業を受けるのとどちらが良いか？」と聞くと，それは，集団の中で授業を受けるほうが良いという。また，「他に苦手な場面は（じっとしていられなくなる場面は）？」と問うと，集会や発表会（特に発表会）で，人に見られるのが苦手と答える。

苦手な場面が限局しているようであり，さらに面談を進めると，不安が強くなり，不安に関する話をすると，急に落ちつきがなくなりチック症状が出はじめた。瞬き，音声チック，咳払いが観察された。

以上から，病態として，不安と焦燥感が主と考えられた。不安症群（限局性恐怖症，状況）が基礎にあり，不登校が顕在化するほどではないが，進行中と考えられた。そこで，甘麦大棗湯を開始した。すると，1カ月後にはにこやかな表情になり，「この漢方を飲んでいると安心する」と言っていた。翌年4月には志望高校に入学し，

席を1番後ろにしてもらっている。また，高い所に行くと怖いのだが，国内旅行で初めて飛行機に乗り緊張したとも言っていた。

　この児の診断は，不安症群（限局性恐怖症，状況）と考えた。主訴は一見，不登校（登校渋り）であるが，適切なインタビューにより"基礎に不安がある"ことを見きわめることができた。甘麦大棗湯が有効であった所以である。

### 事例3　15歳女児　自閉スペクトラム症

　数年前の当院初診時は15歳。前医（都内の神経専門施設）で診断後，長らく投薬を受けていた。1年前から睡眠障害・昼夜逆転，多動，易刺激性，自傷・他害行為が続いている。都内から転居，当院初診時に患児は外来で飛び跳ね，目はうつろであった。両親の睡眠中は部屋の中は大混乱となり，児が暴れだすと止められず，覚醒していれば飛び跳ねている状態で，両親は疲弊の極みであった。当院受診前，メラトニン，リスパダール，レンドルミンを6カ月間投与されていた。専門施設でありメラトニンは個人輸入で手配していた。これらの投薬開始後，ふらつきながら歩き回り，転倒することもあった。西洋薬で鎮静を考えると，ふらつきなどが出現することが時にみられる。「眠りたくないが，眠たい」状態である。児には易刺激性亢進がみられることから甘麦大棗湯を開始した。

　投与翌日より落ち着き，夜もよく眠れるようになった。甘麦大棗湯の著効例である。その後これまでの投薬は漸減し，甘麦大棗湯を中心とした加療で安定している。

　事例3と同様の例を先の川嶋氏も紹介している[2]。診断は自閉スペクトラム症と知的発達症である。12歳からアリピプラゾール（12mg／日），マレイン酸フルボキサミン（150mg／日）と抑肝散加

陳皮半夏エキス細粒(25g/日)を継続して，安定していた．16歳時に，不安・緊張が強くなり，手掌発汗を認めたため，甘麦大棗湯エキス細粒(9g/日)を追加した．その後，他剤の減薬，中止に至った．甘麦大棗湯を追加後，落ち着きが出て，奇声も消失，人の話に集中可能となり，指示が通るようになった[2]．

　自閉スペクトラム症での易刺激性亢進の病態は，完全に判明しているわけではない．また，甘麦大棗湯の作用機序はセロトニン産生と関係すると考えられるが，完全に明らかになってはない．臨床的観察からは，自閉スペクトラム症児の易刺激性の背景には時に「不安」が見え隠れする．易刺激性は「不安」に対する反応であると考えられる場合もある．この場合，甘麦大棗湯は有効である．

　一方，自閉スペクトラム症例の易刺激性には「要望があるがかなえられない」例もあると思われる．その場合は抑肝散ないし抑肝散加陳皮半夏を使用する．ちょうど，精神科診断の陰性症状／陽性症状に対応していると思われる（図1）．

　ほかの使用例として池野一秀氏により，突発性発疹後のいらだち，円形脱毛，憤怒けいれん，咳チック，過呼吸（桂枝加竜骨牡蛎湯と併用）が報告されている[3]．

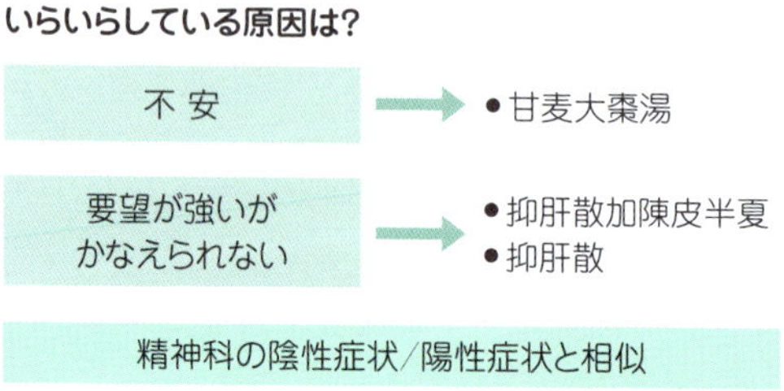

いらいらしている原因は？

不安 → ・甘麦大棗湯

要望が強いがかなえられない → ・抑肝散加陳皮半夏　・抑肝散

精神科の陰性症状／陽性症状と相似

図1　いらいらしているときの漢方薬の使い分け

また，通常の状態で内服すると頭の中が明瞭になる感覚がある。昼食後猛然と眠くなってしまい，昼寝ができないとき，一包内服すると頭がすっきりとする。筆者もよく使っている。

● 文献

1) 川嶋浩一郎：甘麦大棗湯 日常診療に生かす小児の漢方. 小児科診療. 2014；77(8)：1047-52.
2) 川嶋浩一郎：報告3 発達障害児のこころを踏まえた症状の理解と薬物治療における漢方薬の位置付け. 子どものこころと漢方 小児疾患の身近な漢方治療13. 日本小児漢方研究会，編. メジカルビュー社, 2015, p50-67.
3) 池野一秀：こどものカラダとこころを癒す漢方薬 2) 甘くみないで甘麦大棗湯. 漢方と診療. 2012；3(2)：100-3.

## コラム　甘麦大棗湯と多幸感

甘麦大棗湯で気を付けるべき反応に「多幸感」がある。この漢方薬はセロトニン代謝に関連するとされ，通常は不幸・悲哀・抑うつ感情に作用を示すが，時に「多幸感」をきたすことがある。
自験例を示す。

### 事例1　10歳男児　自閉スペクトラム症

日頃は比較的おとなしいが，時に暴れる。睡眠障害が出現。わずかな物音や，日常の予定が決められた通りでないことなどに対して癇癪を起こすことがある。
甘麦大棗湯を投与したが，2～3日後から，夜間不眠で，騒いで笑ってはしゃいでいると母親から話があった。家族の疲弊があり投薬は中止した。これは「多幸感」の典型例であった。

### 事例2　7歳男児　自閉スペクトラム症

注意欠如・多動症。普通学校特別支援学級に通学。時にいらだち，癇癪がみられた。ストラテラ®の投与で多動・衝動にある程度効果がみられていたが，易刺激性が残るため甘麦大棗湯を開始した。数日後から

多弁となり，落ちつきがなくなってきた。周囲の児に，甘えるようにかまうようになった。「多幸感」の症状と考え，甘麦大棗湯は中止した。

多幸感の出現は，自閉スペクトラム症の場合，幼児期のセロトニン不足と関連しているとも指摘される。甘麦大棗湯を減量しての対応も可能である（川嶋浩一郎氏からの私信による）。

## コラム 羽毛腹

亀田総合病院東洋医学診療科部長・南澤潔先生は，甘麦大棗湯著効例における特徴的な腹症を発見された。「羽毛腹」と命名されている。羽毛布団を押すように，腹診する手がどこまでも深く沈んでいくような感触という。そうした患者さんは「どうしていいかわからない」と訴えることが多い。愁訴が乱れ飛び，話がまとまらない状態である。まさしく『金匱要略』にある甘麦大棗湯の出典に合致する。この特徴的な腹症は，なんらかの自律神経機能異常との関連を示唆する。

● 参考文献

▶ 南澤　潔：現代の口訣（使用目標）「羽毛腹」—甘麦大棗湯の新しい使用目標．日東洋医雑．2010；61別冊：119．

## 6 補剤

# 補中益気湯，十全大補湯
ほちゅうえっきとう　　　　じゅうぜんだいほとう

**標的症状**
- 易疲労
- 冷え
- 感染遷延

**対象**
- ウイルス感染後，症状が長引きやすい。疲れやすい
- 元来「冷え」があり疲れやすい

**処方例**
- 38歳女性。日頃疲れやすく，寒がり
  ➡十全大補湯7.5g／日，分3を14日間
- 14歳中学生。インフルエンザ
  ➡補中益気湯5g／日，分2を7日間
- 乳児4カ月。肛門周囲膿瘍
  ➡十全大補湯1g／日，分2を2週間

**ポイント**
- 補中益気湯は，急性感染後の病態に対して使用する。
- 十全大補湯は，元来の体質に対して使用する。

## 1 補中益気湯，十全大補湯の適応

### (1) 冷えを考える

#### a：「冷え」の概念

　「冷え」という概念は，日常診療になじみやすい。多くの方が「冷え」を有している。「冷え」は厄介であり，様々な不調の原因となる。しかし，この「冷え」という概念は西洋医学には存在しない。東アジア伝統医学を知る医師は「冷え」に対応可能であるが，そうした医療に巡り合わない患者さんは常にこの苦悩と付き合うことになる。

　「冷え」の概念をバイオマーカーで説明することはできない。患者さんに問診することで明らかとなる。問診は単に相手の訴えを聞くのではなく，こちらから積極的に聞き出すことが必要である。「疲れやすい」「頭痛」（片頭痛の症状）「風邪をひきやすい」「食が細い」などは，冷えと関連する。筆者は小児科医であるが，児の保護者からの相談もよく受けるので，以下のような問診を組み立てている。

　児が咳，発熱などで受診したとき児の診療をしていると，そばにいる母親のほうが症状のひどいときがよくある。児よりも咳き込み，時には発熱しており，よく外来まで来られたと思うこともある。そうしたときに，母親にさりげなく聞いてみる（母親は受診の手続きはしていない）。「お子さんが風邪をひいたとき，もらいやすいですか」「風邪をひくと長引きますか」。すると，多くの母親はうなずく。さらに「寒がりですか」と聞くと，たいていはうなずく。そこで「冷えはありませんか」と聞く。

　「冷え」は本人の感覚であり，「これが冷え」と自覚していないとわからない。また，多くの方は病院で相談することではないと思っている。「冷え」の感覚は，文字通り体が冷えた感じである。それは四肢末端（しばしばしもやけになる），腰，軀幹に及ぶ。

「冷え」を持つ多くの人は「寒がり」である。家族の中で1人寒がりだと，他の家族と部屋での過ごし方，室内温度の好みが違ってくる。その日常生活場面を尋ねると実感がわかる。また，「冷え」を有する方は疲れやすい。片頭痛も関連する。

b：様々な冷え

十全大補湯，補中益気湯は補剤に分類される。エネルギーを補うというイメージである。東洋医学の視点では，十全大補湯は「気虚」に適応がある。「気虚」とは「生命活動の根源的エネルギーである気の量の不足」と定義される[1]。わかったようなわからないような定義であるが，この記述の定義と（十全大補湯が有効であった）患者さんの印象を重ねると，臨床での使用に有効である。

**事例1　38歳女性　易疲労，冷え**

かかりつけ児の母親。児の「感冒」罹患時にいつも同じ症状が出る。日頃疲れやすい。寒がり，「冷え」があるという。四肢末端は冷たい。腰が重くなるという。

十全大補湯7.5g/日を分3で2週間処方。再来してもらうと，体が温まり，これまでの疲れやすさが驚くほど取れた，よく眠れる，気分も落ち込むことがなくなったという。当面，同処方を続けたいとのこと。

さて，「冷え」にも何種類かある。「しもやけができやすい」人は四肢末端の冷感を認める。四肢末端冷感の児（成人も）は，初冬の外来で指先の色が変わっている。こうした児はさらに寒くなるとしもやけになる。中にはしもやけを理解していない保護者もいるので，そのような場合は医師が指摘する必要がある。

しもやけは「瘀血(おけつ)」による。「瘀血」とは「生体の物質的側面を支え

る血の流通に障害をもたらした病態」とされる[1]。しもやけ，四肢末端の冷えには当帰四逆加呉茱萸生姜湯を使用する。

ただし，しもやけは必ずしも「虚証」の人がなるわけではない。このように，「冷え」も厳密に見るといくつかの病態があることがわかる。

### c：子どもの冷え

子どもの冷えは，幼児ではわかりにくいが，中学生くらいになると自覚のある児が出てくる。寒がり，疲れやすい，四肢末端や腰が冷えるという。何となく元気が出ないときに十全大補湯ないし補中益気湯を試してみる。前記の四肢末端冷感，しもやけはわかりやすく，当帰四逆加呉茱萸生姜湯は有効であるが，残念なことに，多少飲みにくい。

---

### コラム 「冷え」の医療化

「冷え」を自覚している人が医療につながるかどうかを考える。

ある症状が医療の対象となることを医療化という。医療化とは社会医学の概念である。近年になり医療化された例として，軽いうつ状態，いびき，便秘，夜尿，夜泣き等が挙げられる。これらは一見重篤感はなく，医療の問題ではないと当事者も保護者も考えがちである。こうした訴えに漢方薬は有効である。医療につなげるためには，治療的介入が有効であることの周知が必要である。

「冷え」も同様である。筆者は「冷え」治療後に念願の妊娠をした女性を診た。関連を確実に証明することはできないが，他の介入がないのだからその可能性は高い。

漢方薬は多くの人にとっての不調を治す。西洋医学では対応できない領域に対応可能である。

### (2) 乳児の肛門周囲膿瘍

事例2に記載する例が典型である。当初の排膿が著しければ排膿散及湯から開始する方法もある。肛門周囲膿瘍への対応は西洋医学では経過観察のみであるが，排膿が持続，反復する例では十全大補湯で反復を防ぐことができる例が多い[2]。

**事例2** 4カ月，7.2kg　肛門周囲膿瘍

周産期に問題なく，成長発達は順調。おむつ替えのとき肛門付近に盛り上がりとそこから膿が出ていることに母親が気づいた。児の機嫌はよい。肛門周囲10時の方向に直径15mm程度の腫瘤を認める。触診して軟であり，中央から膿性分泌物がみられる。

肛門周囲膿瘍と診断。十全大補湯1g／日を分2で開始。2週間後に再来。膿瘍の縮小を認める。排膿は減少，4週間後には排膿もみられなくなる。3カ月間継続膿瘍だった部位は径5mm程度の硬結となる。さらに1カ月間継続，増大のないことを確認して終了。その後再発はない。

### (3) その他の使用例

乳幼児の反復性中耳炎に有効である[3]。反復性中耳炎にはアレルギー性鼻炎が基礎にあることが多い。ロイコトリエン受容体拮抗薬（leukotriene receptor antagonist：LTRA）で頻度を減らせることもあるが，LTRA長期投与の適応を迷う場合，十全大補湯は選択肢である[4]。

他に，出産後の脱毛に補中益気湯が有効であったとする報告がある[5]。脱毛には自己免疫機序が考えられることと，出産後の免疫能の変化を考えると，その作用機序は興味深い。

## 2 十全大補湯・補中益気湯の作用機序

　十全大補湯・補中益気湯は免疫賦活化の作用がある。悪性疾患化学療法中の免疫能の改善，疲労，食思不振の軽快などの報告は数多い。

　基礎的研究では，十全大補湯ならびに補中益気湯ではマウス結腸癌細胞の肝転移抑制が報告されている。十全大補湯はマクロファージを，補中益気湯はNK細胞を活性化してT cellを介して癌転移を抑制する[6]。十全大補湯と補中益気湯の構成生薬は一部重なり，一部異なる。多成分薬剤としての漢方薬の作用機序を考える上で興味深い。

　また，十全大補湯はマクロファージのTLR4（toll-like-receptor 4）のシグナル経路におけるNF-$\kappa$B，MAPKへ選択的に作用する。それにより抗腫瘍性サイトカイン（IL-12，IFN-$\gamma$）の産生を亢進させ，癌転移を抑制する[7]。こうした抗炎症性サイトカイン産生に関与することは，悪性疾患治療時でない病態でも考えられることであろう。補剤の免疫賦活化能を考える上で興味深い。

　化学療法，外科手術は東アジア伝統医学には出てこない概念である。しかし，こうした病態に補剤が有効であることから考えると，東アジア伝統医学の視点から見れば，化学療法中や術後の人は「虚証」であるといえる。大きな外科手術を経験した患者さんが，疲れやすく寒がりになり，易感冒となることはよくみられる。「虚証」である。先に挙げたような免疫賦活作用はそこからの回復機序として興味深い。

　なお，漢方薬の作用は単一成分の作用ではなく多成分の相互作用である。単一成分の作用機序の知見の膨大な蓄積の上に，そうした相互作用が解明される。システムバイオロジーの方法によりそれが

可能となることは**総論1**(🈁**4頁**)にて前述した通りである。

> **事例3**　14歳　インフルエンザ後の微熱，倦怠感

　インフルエンザに罹患。前医でノイラミニダーゼ(NA)阻害薬により治療。他に，ロキソニン®を頓用していた様子。解熱したが微熱が残り，「だるい」と発症7日目に当院を受診。全身状態は不良ではない。解熱剤頓用で発汗はあった。湿性咳嗽が途中から出現している。胸部聴診上は問題ない。

　インフルエンザ後細菌二次感染，感染後の易疲労と考える。抗菌薬，気管支拡張薬に加え，補中益気湯5g/日を分2で7日間処方。4日目くらいから微熱は消失，倦怠感も改善。体が温まる感触があった。

●文献●

1) 寺澤捷年：症例から学ぶ和漢診療学．第2版．医学書院, 1998, p16, 45.
2) Ohya T, et al：Management for fistula-in-ano with Ginseng and Tang-kuei Ten Combination. Pediatr Int. 2004；46(1)：72-6.
3) 丸山裕美子，他：小児反復性中耳炎に対する十全大補湯の効果．耳鼻臨床．2007；100(2)：127-35.
4) 日本耳科学会，他編：小児急性中耳炎診療ガイドライン．2018年版．金原出版, 2018, CQ3-10.
5) 松田邦夫：症例による漢方治療の実際．創元社, 1992, p312.
6) Saiki I：A Kampo medicine "Juzen-taiho-to"-prevention of malignant progression and metastasis of tumor cells and the mechanism of action. Biol Pharm Bull. 2000；23(6)：677-88.
7) Chino A, et al：Juzentaihoto, a Kampo medicine, enhances IL-12 production by modulating Toll-like receptor 4 signaling pathways in murine peritoneal exudate macrophages. Int Immunopharmacol. 2005；5(5)：871-82.

## コラム 冬には漢方入浴剤

寒い日，筆者は漢方入浴剤を愛用している。ウチダの浴剤®（ウチダ和漢薬）の構成生薬は甘草，当帰，防已，川芎，香附子，紅花，陳皮，松藤で，これは温まる。

入浴で温まることは，たとえば腰痛・肩こり・首のこりにも有効である。筋肉トレーニングなどの後の筋肉痛にも有効である。かつて農民は湯治をしていた。酷使した筋肉をほぐす目的である。腰の曲がってしまった少女が湯治で腰が伸びた話を，渡部昇一氏の著作で読んだことがある。

# 6 補剤

# 六君子湯 りっくんしとう

**標的症状**
- 嘔吐
- 胃のもたれ

**対象**
- 胃食道逆流症，逆流性胃炎
- 誤嚥性肺炎

**処方例**
- 6カ月，8.1kg（着衣）。溢乳，胃食道逆流
   ➡ 六君子湯1g，分2

   当初は2週間程度の処方で，内服できるか経過を見る。内服可能なら数カ月処方し，月齢12カ月程度まで継続。溢乳が消失することが確認できたら終了

- 15歳，25kg。重症心身障害児，嚥下時のむせこみ，喘鳴，湿性咳嗽
   ➡ 六君子湯2.5g，分2

   当初は2週間程度の処方で，内服できるか経過を見る。内服可能なら1カ月処方を継続。胃食道逆流は基礎疾患として存続するので，長期管理を要する。

**ポイント**
- 乳児の溢乳，重症児の誤嚥に有効

149

消化管運動を促進させる方剤である。単に蠕動亢進ではなく，食欲を増加させる。両者の働きの協調，すなわち単にひとつの器官ではなく身体全体への作用を思わせるところが漢方薬らしい。

東アジア伝統医学では「君（くん）」「臣（しん）」「佐（さ）」「使（し）」と，生薬を4つに分類する。このうち薬理の中心の生薬を「君薬」と位置づける。六君子湯は8つの生薬で構成されているが，その構成生薬のうち，蒼朮，人参，半夏，茯苓，陳皮，甘草の6つが消化器官に働きかける君薬とされている。そのため六君子湯と名付けられた。

漢方医学的には，蒼朮，人参，茯苓，甘草，大棗，生姜は補気（気を補う）を担い，半夏，陳皮は理気（胃腸機能改善）の作用を有する。胃腸機能と食欲への作用に相関する。脳－腸相関を考えさせる作用である。

# 1 グレリンと六君子湯

1999年に久留米大学の児島将康教授らによって成長ホルモン分泌促進ペプチドホルモンであるグレリンが発見された。脳機能と消化管機能は「脳－腸相関」といわれる関連を有する。そこでは，脳腸ペプチドと総称される神経伝達物質・消化管ホルモンが受容な役割を担う。グレリンはその消化管ホルモンのひとつである。六君子湯はこのグレリンに関与している。六君子湯の主な作用は，①グレリンの分泌促進，②グレリン代謝酵素阻害，③グレリンシグナル増強などであり，グレリンの作用活性化に関与する。

食欲の低下した元気のないやせ型成人，高齢者に処方すると，「食欲が出た」といわれる。

成人では，プロトンポンプ阻害薬（PPI）抵抗性GERDに有効であったとの報告[1]，血漿グレリン濃度上昇を伴い機能性ディスペプシアの改善がみられたとの報告[2]，抑うつ状態を合併する上腹部不定愁訴のうつ状態に有効性がみられたとの報告などがある[3]。いずれも漢方薬の特徴を生かした使用方法である。

　重症心身障害児（者）では嚥下障害，胃食道逆流はほぼ必ず合併している。これらは持続する誤飲，嚥下性肺炎の原因となる。六君子湯の適応がある。また，乳児の胃食道逆流でも，遷延する例には試してみたい[4)5)]。

### 事例1　6カ月，8.1kg（着衣）　頻回な溢乳，胃食道逆流

　溢乳が目立つ。哺乳は良好，体重増加も悪くない。

　胃食道逆流と考え，少量頻回哺乳と離乳食に重点を置くことで，あまり問題とならないと思われたが，溢乳が頻回である。

　六君子湯1g／日を分2でしばらく経過を見る。12カ月過ぎにはむせこみもほぼ消失し，卒薬。

### 事例2　15歳，25kg　重症心身障害児，むせ

　経口摂取は可能である。嚥下時のむせがみられ，時に喘鳴，湿性咳嗽が増悪する。

　六君子湯2.5g／日，分2で継続。内服中は嚥下が速やかであり，湿性咳嗽も軽快。当面継続している。

● 文献

1) Tominaga K, et al:Rikkunshito improves symptoms in PPI-refractory GERD patients:a prospective, randomized, multicenter trial in Japan. J Gastroenterol. 2012;47(3):284-92.
2) Arai M, et al:Rikkunshito improves the symptoms in patients with functional dyspepsia, accompanied by an increase in the level of plasma ghrelin. Hepatogastroenterology. 2012;59(113):62-6.
3) 河村 奨, 他:上腹部不定愁訴に対するツムラ六君子湯とsulpirideとの臨床的比較検討—主として, 抗うつ効果と胃排出能の改善. Prog Med. 1992;12:1156-62.
4) 八木 実, 他:【小児疾患と漢方】GERと漢方　EGG法による検討. 小児外科. 2005;37(3):284-90.
5) 黒田浩明, 他:【小児疾患と漢方】GERと漢方　RI法による検討. 小児外科. 2005;37(3):279-83.

## 7 頑固な鼻閉，難治性副鼻腔炎

# 排膿散及湯 はいのうさんきゅうとう

**標的症状**
- 膿の溜まっている状態
- 頑固な鼻閉，難治性副鼻腔炎

**対象**
- 急性・慢性副鼻腔炎
- 膿瘍
- 麦粒腫，霰粒腫
- 肛門周囲膿瘍

**処方例**
- 14歳。膿性鼻汁，頭痛を反復
  ➡ 膿性鼻汁初期に排膿散及湯5g/日，分2で7〜14日間
- 4カ月，6.5kg。最近，肛門周囲膿瘍に気が付いた
  ➡ 排膿散及湯のみ，1g/日，分2でまず1〜2週間処方。内服可能なことを確認して，軽快するまで継続

**ポイント**
- 膿瘍，副鼻腔炎など膿が溜まった状態に有効
- 西洋薬にはない発想の方剤である。

文字通り「膿を出す」方剤である。

まず，難治性副鼻腔炎に有効である。膿性鼻汁に上顎洞ないし前額洞の痛みを伴う場合，抗菌薬と併用する。反復する患者さんは「この漢方薬が良い」と希望される。自分で症状を説明できる成人患者に漢方薬を処方し反応を聞くと，かなり参考になる。漢方の場合，有効例は患者さん自身が明瞭にそう答えることが多い。

そのほか，乳児の肛門周囲膿瘍，特に初期に使用する。

## コラム 小児科プライマリケアで母親を見ること

子どもを診察していると，しだいに子どもの母親の訴えも聞くことが多くなる。家族をみるという視点からは，小児プライマリケアは母親の診療に親和性があるだろう。小児科の診療は，乳幼児期は母親との面談が主体であり，しだいには母親の性格，育児環境などがわかってしまう。ある程度信頼関係ができてくると，いつの間にか相談を受けていることが多い。

先日も筆者の外来で，神経発達症の児の診療後，母親から「自分の治療もしてほしい。実は子どもの薬を1回飲んでみた。自分は不注意があり，よく仕事で失敗する。段取りも苦手。それを指摘され叱責されると，その相手を怒鳴ってしまう。子どもの薬を飲んでみたら頭が整理され，物忘れもなくなり，その日は失敗が少なかった」と話された。他人の処方薬を内服しないで下さい，とお話ししたが，ご本人はかなりフランクに話してきたわけである。母親自身が子どもの診療を通して自身の神経発達症に気がついた例であった。ある程度の信頼関係ができているために，こうした話が出てきたのである。神経発達症は家族で治療するのがよい。

ちなみに，母親との信頼関係を築くには，まず話をよく聞くこと。ひたすら傾聴すると話が終わらないこともあるが，最初は我慢する。そして，否定しないこと。それから診断の評価をいくつか伝える。そのときには見通しも話す。確実でなくともよい。見通しがわかると人は安心する。それから治療に入る。

# 7 頑固な鼻閉，難治性副鼻腔炎

## 荊芥連翹湯 けいがいれんぎょうとう

**標的症状**
- 鼻閉

**対象**
- アレルギー性鼻炎
- 慢性鼻炎

**処方例**
- 6歳，20kg。鼻閉が続く
  ➡ ロイコトリエン拮抗薬，抗ヒスタミン薬内服，ステロイド点鼻は効果なし
  「まずいが，1週間我慢して飲んでみよう」と説得して，ココアなどに混ぜて飲むことを提案。2.5g/日（ヒートのままで，家庭で分包）を分2で7日間

**ポイント**
- 難治性鼻炎に著効する。
- 大変苦い。

　この漢方薬はとても苦い。しかし，頑固な鼻閉に著効する。内服可能な成人で，他の治療への反応不良な例に良い。ココアと混ぜると内服しやすい。

## 8 子どもの母親への漢方

# 当帰芍薬散，加味逍遥散，桂枝茯苓丸
とうきしゃくやくさん　　かみしょうようさん　　けいしぶくりょうがん

**標的症状**
- 3剤共通：月経困難症・瘀血・冷え
- 加味逍遥散：上記に加え，火照り・精神不安
- 桂枝茯苓丸：上記に加え，火照り

**対象**
- 当帰芍薬散：線が細く色白，冷えのある女性
- 加味逍遥散：月経時にイライラしやすく，冷えもあり，火照りもある
- 桂枝茯苓丸：体格が良い，のぼせ，火照りがある女性

**処方例**
- 30代半ば女性。寒がり，冷え
  ➡当帰芍薬散 7.5g/日，分3を2週間
- 15歳女児。易疲労，冷え，朝起きにくい，片頭痛，月経困難症，不眠
  ➡加味逍遥散 5g/日，分2を2週間。内服可能を確認して4週間
- 15歳女児。月経困難症
  ➡桂枝茯苓丸 5g/日，分2を2週間

**ポイント**
- 当帰芍薬散は虚証，加味逍遥散は中間証，桂枝茯苓丸は実証とだいたい分けられる。
- 3剤の使い分けは図1[1]，適応のイメージは図2[2]に示す。

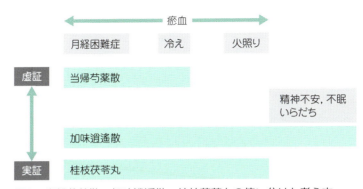

**図1** 当帰芍薬散，加味逍遥散，桂枝茯苓丸の使い分けと考え方

（文献1を元に著者作成）

| 当帰芍薬散 | 加味逍遥散 | 桂枝茯苓丸 |
|---|---|---|
| 虚証 | 中間証〜虚証 | 実証〜中間証 |
| 〈処方の目安〉<br>・比較的体力が低下した人<br>・冷え症，貧血傾向，浮腫がある人 | 〈処方の目安〉<br>・比較的虚弱な人<br>・疲労しやすい，不眠，いらだちなどの精神神経症状がある人 | 〈処方の目安〉<br>・体力が中程度かそれ以上の人<br>・のぼせて赤ら顔，下腹部に抵抗や圧痛がある人 |
| 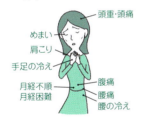 | 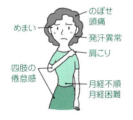 | 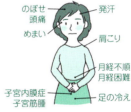 |
| ・更年期女性の精神神経症状（不眠，興奮しやすい，抑うつなど），身体症状（頭痛，動悸など）を改善 | ・更年期女性の精神神経症状（神経質，不安感，いらだち，睡眠障害など），身体症状（めまい，動悸など）を改善<br>・女性の精神神経症状は月経周期と関連していることが多く，SSRIやSNRIの適応となる患者に併用あるいは単独で用いられる | ・更年期女性の精神神経症状（夜間覚醒，無気力など），身体症状（めまいなど）を改善<br>・更年期女性のホットフラッシュおよび高血圧改善効果が認められている |

**図2** 当帰芍薬散，加味逍遥散，桂枝茯苓丸の適応イメージ

（文献2を元に作成）

# 各論

## 1 月経困難症

　月経困難症とは，正中線上に差し込むような下腹部の不快感であり，月経出血とともに始まる。思春期女性では60～93%にみられる。原発性月経困難症(primary dysmenorrhea)の機序は，エストロゲン，プロゲステロンによる子宮への刺激に始まる。それがプロスタグランジン前駆体の貯留をもたらし，前駆体がプロスタグランジンに変換され，強度の子宮収縮，血流減少，末梢神経感受性増加をきたし，疼痛の原因となる。

　慢性骨盤痛，すなわち月経困難症の治療として，ハリソン内科学[3]では相補代替医療といわれるものも列挙されている(温熱療法，食事療法，ビタミン$B_1$，ビタミンE，魚油，鍼灸療法，ヨガ，運動など)。また，当帰芍薬散，加味逍遥散，桂枝茯苓丸の3剤は『産婦人科診療ガイドライン2014』[4]で月経困難症，更年期障害，月経前症候群への治療に推奨されている。

## 2 当帰芍薬散，加味逍遥散，桂枝茯苓丸の処方事例

### (1) 当帰芍薬散

**事例1**　30代半ば女性　寒がり，冷え

　かかりつけの児の母親。やや細身，色白。子どもの世話に疲れている様子。子どもの受診時に母親の疲れの様子をそれとなく聞いてみる。育児に疲労しているという。時に眠りが浅いようである。当帰芍薬散7.5g／日を分3で2週間投与して経過をみる。次回外来時には冷えが改善，疲れが取れたという。当面継続。

**事例2** 60代男性　元来寒がり，最近疲れやすい

体格は比較的よいが，やや神経質で細かいことが気になる。仕事でも方々に気を使い疲れるとのこと。当帰芍薬散7.5g／日，分3を当初2週間内服し，冷えが改善，疲労も軽減した。以降継続。

### (2) 加味逍遥散

**事例3**　15歳女児　易疲労，冷え，朝起きにくい，片頭痛，月経困難症，不眠

加味逍遥散を5g／日で分2処方。最初は飲みにくいと不満が多かったが，体調が良くなり我慢して飲み続けた。だんだん慣れて，体は温まり，上記の症状は軽快した。

**事例4**　30代女性　冷え，易疲労

事例3の児の母親。体力を使う仕事に就いている。元来冷えがあり，四肢末端が冷たくなる。疲れやすい。月経困難症はかなりつらい。片頭痛もある。いつもイライラしている。母娘がよく似た症状で，体格も似ている。

加味逍遥散7.5g／日，分3を2〜4週間内服開始。当初「まずい」と思っていたが，娘に「しだいに慣れるよ」と言われて内服を続け，「そういえば疲れなくなった。月経時も楽になった」とのこと。以降継続。

### (3) 桂枝茯苓丸

**事例5**　15歳女児　月経困難症

婦人科を受診し，痛み止めを処方されている。体格はよい。運動部に所属。運動も好きで活動性は高い。桂枝茯苓丸を5g／日で分2，2週間処方。内服可能であることを確認して4週間処方とした。

月経時の痛みはずいぶん軽快し，鎮痛剤を使用する頻度は大幅に減った。

### 事例6　30代女性　火照り，時に月経時痛

体格はよい。ふくよかな印象。性格は明るく，あまり物事に悩まない。桂枝茯苓丸7.5g／日を分3で内服開始。体調は良好で継続中。内服しても調子がよいが，入浴時に湯船に入れてさらに調子がよくなったとのことである。

### 事例7　50代男性　腰痛，火照り

50代男性。最近になり腰痛が出現。長時間の座業，技術系の仕事に就いている。体格は中肉中背，やや肥満。火照る。暑がり。まじめでこだわりがある。

桂枝茯苓丸7.5g／日，分3を1週間程度内服して，腰痛が改善。体調は良好となった。以降継続している。

著者にとって，この腰痛に著効したことは意外だった。腰痛に漢方薬は通常，麻杏薏苡仁であるが，この例にはそれほど有効ではなかった。おそらく瘀血と考え，桂枝茯苓丸にしてみたところ，著効した。

#### 文献

1) 北島政樹：漢方の科学化―Kampo Science Visual Review. ライフ・サイエンス, 2017, p118.
2) ツムラホームページ漢方スクエア. [https://www.kampo-s.jp/k_square/library/book2/edewakaru/index_h5.html#1]
3) Hall JE（竹村洋典，訳）：月経異常および骨盤痛. 慢性骨盤痛. ハリソン内科学. 第5版. 福井次矢, 他監修. メディカル・サイエンス・インターナショナル, 2017, p345-6.
4) 公益社団法人日本産科婦人科学会, 他：産婦人科診療ガイドライン2014. [http://www.jsog.or.jp/activity/pdf/gl_sanka_2014.pdf]

### 松田邦夫先生の著書から

松田邦夫先生のご著書,『症例による漢方治療の実際』[1]から関連しそうな事例を見てみた。

たとえば,159(同著書内の症例番号,以下同様)の余談「事情はともかく,すべて妊娠,出産に関係して発症した病気は当帰芍薬散」(大塚敬節先生の教え)。わかりやすい記載である。妊娠出産は女性の証を大きく変えているのだろう。

254「血の道症に加味逍遥散」。ここに延々としゃべり続ける45歳女性の事例が出ている。この症例以降「血の道症」が続く。「来るたびに違うことをいうのは加味逍遥散。来るたびに同じことをいうのは女神散」(大塚敬節)とされる。女神散はめまい,火照りがある場合,すなわちやや実証に傾いているときが適応である。

この本の良いところは徹底してanecdotalなところである。その場にいて,松田先生から直接お話を伺っているような臨場感をもって読める。漢方の証や理屈は,詳細には解説していない(必要最低限という印象)。西洋医学的評価の記載もほぼないが,患者さんの体質,病態,環境などを体験できる。医局にいて先輩・後輩同士で話すような感じである。

ここに挙げた事例でも,大塚先生の落ちがいい。以前に松田先生の講演で伺っていたことを思い出す。

患者さんとの会話で大事なことは,「間合い」であろう。松田先生の同書,たとえば症例番号364(「大気一転難病を治す」(移精変気)の患者さんとその周辺への働きかけは,まるで心理療法のようである。間合いで勝負する。ビートたけしの話術のようだ[2]。松田先生も大塚先生も間合いの達人であると思う。

こうした臨床の実践はハリソンやネルソンの教科書を熟読しても得られない。それ以外の何かが必要である。

● 文献
1) 松田邦夫:症例による漢方治療の実際. 創元社, 1992.
2) ビートたけし:間抜けの構造. 新潮社, 2012.

## コラム　漢方薬と保険診療，漢方製薬企業

漢方は日本で発展した東アジア伝統医学である。西洋医学を学んだ医師が，保険診療の中で伝統医学を使用できる体制を持つのは日本のみである。これは日本の医療の大きな優位点である。

では，漢方薬を生産する企業の位置づけはどうであろうか。最大の規模であるツムラ（株）でも，製薬業界の中では20位，中堅の上というくらいである。漢方薬を扱う製薬企業の多くは，その規模は大きなものではない。日本の医療の中で伝統医学を支える製薬企業は決して優位な状況にはない。

日本企業の生薬・方剤の品質管理は世界最高水準である。原料の品質管理から始まり，その製剤は全てほぼ同等の品質が維持されている。生薬由来の方剤がそうした品質管理を可能としているのは，世界的には驚異的と言われる。日本の高い技術によるものである。

しかし，日本では生薬の原料国内生産が困難であり，生薬販売価格の値上がりが続く一方で，医薬品としての漢方薬の価格は据え置かれる。漢方業界には厳しい状況が続いている現状である。

おおむね10～10数年ごとに，保険診療の枠から漢方薬を外すべきであるという議論が，主に財務省から出されてきた。漢方薬は薬局で購入可能であり，精通した薬剤師による判断で漢方薬を選択，購入可能であることがその根拠である。漢方薬を保険診療に組み入れることは非合理的であるという論旨は一見もっともである。

では，保険診療を離れて医師が判断しないところで安全・有益な漢方薬の投与が完全に保証されるのだろうか。筆者は医師以外の医療者の漢方薬への関与を否定するものではない。優れた薬剤師による漢方医学的診断は有益と考える。

ただ，たとえば高熱に際して，医師がインフルエンザと診断することは必要である。また，全ての疾患を漢方薬のみで対応できる訳ではない。たとえば，インフルエンザに対して，ノイラミニダーゼ阻害薬とともに適切な漢方薬を処方できることは日本の医療の優位点である。漢方薬は保険診療に組み込まれて発展していくべきと筆者は考える。

ちなみに，漢方薬が保険診療から外れたならば，日本の漢方製薬企業は確実に壊滅する。そのとき，現在の優れた品質管理，技術，研究は日本からは失われる。私たちは世界に冠たる日本の伝統医学を守らなければならない。

# あとがき

　本書では，漢方の実践的な方法と現在の生物医学との相似性を書いてみました。システムバイオロジーと曼陀羅の相似性など，漢方を通じて大きな思考の枠組みや，ある普遍性に触れることができました。

　筆者の漢方の実践は，日々の患者さんの訴えに応えることから始まりました。それらには些細なことも多くあります。でも，些細なことに応えていくことこそが，大きな問題につながり広がっていく経験をしました。本書でその一端を読者の皆さんと共有できていれば幸いです。

　本書は日本医事新報社の皆様の叱咤激励により生まれました。ここに感謝の意を表します。

　最後までお読み頂きありがとうございます。

　　　　　　　　　　　　　　　　　　　　　　　　　　　黒木春郎

## 索引

### 欧文

**E**
ephedrine **31**

**F**
FluMap **42**

**I**
IgA血管炎 **77**
ILI：influenza like illness **33**, **48**
*in silico* simulation **10**

**L**
long tail分布 **34**
LTRA：leukotriene receptor antagonist **66**, **145**

**N**
NA阻害薬 **2**, **42**, **51**
N-of-1 trial **27**

**O**
omics data **25**

**P**
P4 medicine **27**
PFAPA（Periodic Fever with Aphtous Pharingitis and Adenitis）症候群 **74**

Poly I:C **33**

**R**
RSウイルス細気管支炎 **58**

**S**
scale free network **5**

**W**
wet wrap法 **119**, **122**

### 和文

**あ**
アクアポリン **93**, **95**
アデノウイルス咽頭扁桃炎 **72**
アトピー性皮膚炎 **117**
アレルギー性結膜炎 **66**
アレルギー性鼻炎 **66**, **73**, **74**, **145**
悪夢 **77**, **79**

**い**
インフルエンザ **31**, **48**, **59**, **73**
遺糞 **110**
医療化 **115**, **144**

**う**
ウイルス性胃腸炎 **90**

ウイルス性気管支炎 68, 69
ウイルス性上気道炎 56, 62, 70, 73, 79, 125, 126
羽毛腹 140

## え
越婢加朮湯 65
嚥下協調障害 55

## お
オフターゲット効果 9
瘀血 143
嘔気 79, 90, 92, 98
嘔吐 90, 92, 98, 105
黄耆建中湯 102, 116
温服 61, 63, 126

## か
かゆみ 125
加味逍遙散 156
肩こり 62
葛根湯 51, 59, 60
乾性咳嗽 68
甘草 18, 29, 31, 103, 150
甘麦大棗湯 18, 132
寒熱往来 72, 79
疳の虫 133
漢方入浴剤 119, 120, 148

## き
気虚 143
急性胃腸炎 90
虚弱 101, 105, 106

虚証 70, 82, 86, 112, 117, 146
杏仁 18, 31, 35
『金匱要略』 101, 133
銀翹散 126

## く
グレリン 150
君薬 150

## け
荊芥連翹湯 66, 155
桂枝加芍薬大黄湯 102
桂枝加竜骨牡蛎湯 82
桂枝湯 79, 102
桂枝茯苓丸 156
桂皮 31, 92, 103
月経困難症 158
建中湯類 102

## こ
五虎湯 68
五苓散 87
膠飴 103
抗炎症作用 72, 92
行動・心理症状（BPSD） 128
抗ヒスタミン薬 66, 117, 120
肛門周囲膿瘍 79, 145, 154
氷漢方 98

## さ
サイトカイン 37, 51, 62, 146
柴胡加竜骨牡蛎湯 82
柴胡桂枝湯 71, 77

柴胡剤　79

柴朴湯　79

柴苓湯　77, 79

山梔子　29

## し

システムバイオロジー　5, 31

システム病理生物学　7

自閉スペクトラム症　133

湿性咳嗽　67, 68, 69

実証　63, 82

芍薬　103

芍薬桂枝湯　102

若年ミオクロニーてんかん　84

十全大補湯　142

重度心身障害児　75, 113, 131, 151

術後　70, 107, 112, 146

証　49, 51, 54, 56, 63

消化器症状　79

傷寒　48

『傷寒論』　48, 72, 79, 101

小建中湯　100

小柴胡湯　29, 78

小柴胡湯加桔梗石膏　78

小青竜湯　67

## す

ステロイド　120

水毒　88, 92

## せ

喘息　67, 68, 74, 88

## そ

蒼朮　150

## た

大棗　103

大建中湯　18, 112

大腸メラノーシス　114

## ち

チック　83

調胃承気湯　113

釣藤鈎　128

陳皮　150

## つ

疲れやすい　142

## て

天人合一　13, 88

## と

当帰建中湯　102

当帰四逆加呉茱萸生姜湯　105, 144

当帰芍薬散　156

## な

難治性副鼻腔炎　154

## に

人参　150

## の

ノイラミニダーゼ阻害薬　2, 42, 51

## は

バイオーム　12

配合　18

　――比　102

排膿散及湯　66, 153

発汗　49, 51, 119

発熱　3, 35, 38, 49, 53, 56, 72, 74

半夏　150

反復性中耳炎　145

反復性扁桃炎　74

## ひ

冷え　70, 101, 106, 112, 126, 142, 144

疲労　105, 146

鼻閉　54, 66, 153, 155

白朮　92

白虎加人参湯　124

## ふ

フラクタル　6, 7

プレバイオティクス　19

プロアクティブ療法　121

プロバイオティクス　18

複雑系システム　5

副反応　29

茯苓　92, 150

## へ

便秘　79, 110, 114

## ほ

補剤　143

補中益気湯　142

保湿　118

火照り　118, 125, 126

## ま

マイクロバイオーム　13, 35, 112

麻黄　29, 31, 35, 63, 66

麻黄湯　31, 47, 48, 62, 70, 73

麻黄附子細辛湯　69

麻杏甘石湯　68

## め

メタゲノミクス　16

メタボノミクス　16

免疫　17, 31, 49, 50, 62, 68, 146

## よ

夜泣き　133

要素還元主義　4

抑うつ　151

　　　──発作　133

抑肝散　127

抑肝散加陳皮半夏　127

## り

利水作用　93

六君子湯　149

竜骨　83

## れ

冷水浴　117

冷服　63, 126

## ろ

ロイコトリエン受容体拮抗薬　58, 66, 74, 145

索引

167

## 著者

### 黒木春郎（くろき はるお）
医療法人社団嗣業の会
外房こどもクリニック 理事長

### 略歴
| | |
|---|---|
| 1957年 | 東京生まれ |
| 1984年 | 千葉大学医学部卒業。医学博士 |
| | 千葉大学医学部付属病院小児科医局に所属 |
| | 関連病院勤務を経て， |
| 1998年〜 | 千葉大学医学研究院　小児病態学教官 |
| 2002年〜 | 医療法人社団永津会齋藤病院（現・永津さいとう医院）小児科勤務 |
| 2005年6月 | 外房こどもクリニック開業 |
| 2009年4月 | 医療法人社団嗣業の会開設 |

千葉大学ヒマラヤ登山学術調査隊（沼田真総隊長）に参加
| | |
|---|---|
| 1981年 | ネパールヒマラヤ バルンツェ峰7,200m 初ルート登頂 |
| 1985年 | ブータンヒマラヤ ナムシラ峰6,000m 初登頂 |

### 現在の役職
医療法人社団嗣業の会　理事長
外房こどもクリニック　院長
千葉大学医学部　臨床教授
日本外来小児科学会　理事
日本小児科学会　専門医
日本感染症学会　専門医・指導医・評議員
亀田メディカルセンター小児科　非常勤医師

### 所属学会
日本小児科学会
日本外来小児科学会
日本感染症学会
日本東洋医学会
日本小児感染症学会
日本アレルギー学会　ほか

### 主たる著書
『小児科漢方16の処方 改訂2版』(中外医学社，2017)
『プライマリケアで診る発達障害』(中外医学社，2016)
『プライマリケアで診る小児感染症7講』(中外医学社，2015)

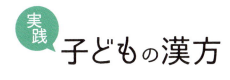

定価（本体3,800円＋税）
2018年8月21日　第1版

著　者　黒木春郎
発行者　梅澤俊彦
発行所　日本医事新報社　www.jmedj.co.jp
　　　　〒101-8718　東京都千代田区神田駿河台2-9
　　　　電話（販売）03-3292-1555　（編集）03-3292-1557
　　　　振替口座　00100-3-25171
印　刷　ラン印刷社

© Haruo Kuroki 2018 Printed in Japan
ISBN978-4-7849-4777-5　C3047　¥3800E

本書の複製権・翻訳権・上映権・譲渡権・公衆送信権（送信可能化権を含む）は（株）日本医事新報社が保有します。
JCOPY〈（社）出版者著作権管理機構 委託出版物〉
本書の無断複写は著作権法上での例外を除き禁じられています。複写される場合は，そのつど事前に，（社）出版者著作権管理機構（電話 03-3513-6969，FAX 03-3513-6979，e-mail:info@jcopy.or.jp）の許諾を得てください。

## 電子版のご利用方法

巻末の袋とじに記載されたシリアルナンバーで，本書の電子版を利用することができます。

手順①：日本医事新報社 Web サイトにて会員登録（無料）をお願い致します。
（既に会員登録をしている方は手順②へ）

> 日本医事新報社 Web サイトの「Web 医事新報かんたん登録ガイド」でより詳細な手順をご覧頂けます。
> www.jmedj.co.jp/files/news/20170221%20guide.pdf
>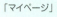

手順②：登録後「マイページ」に移動してください。
www.jmedj.co.jp/mypage/

「マイページ」

▼

マイページ下部の「会員情報」をクリック

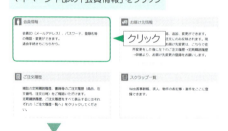

▼

「会員情報」ページ上部の「変更する」ボタンをクリック

▼

「会員情報変更」ページ下部の「会員限定コンテンツ」欄にシリアルナンバーを入力

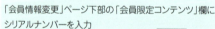

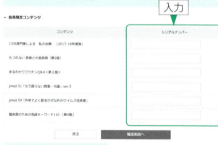

▼

「確認画面へ」をクリック

▼

「変更する」をクリック

## 会員登録（無料）の手順

**1** 日本医事新報社 Web サイト（www.jmedj.co.jp）右上の「会員登録」をクリックしてください。

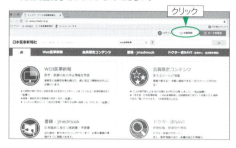

**2** サイト利用規約をご確認の上（1）「同意する」にチェックを入れ，（2）「会員登録する」をクリックしてください。

**3** （1）ご登録用のメールアドレスを入力し，（2）「送信」をクリックしてください。登録したメールアドレスに確認メールが届きます。

**4** 確認メールに示された URL（Web サイトのアドレス）をクリックしてください。

**5** 会員本登録の画面が開きますので，新規の方は一番下の「会員登録」をクリックしてください。

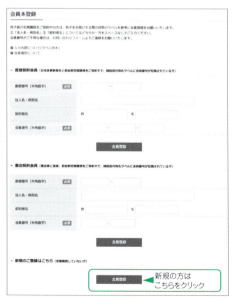

**6** 会員情報入力の画面が開きますので，（1）必要事項を入力し（2）「（サイト利用規約に）同意する」にチェックを入れ，（3）「確認画面へ」をクリックしてください。

**7** 会員情報確認の画面で入力した情報に誤りがないかご確認の上，「登録する」をクリックしてください。